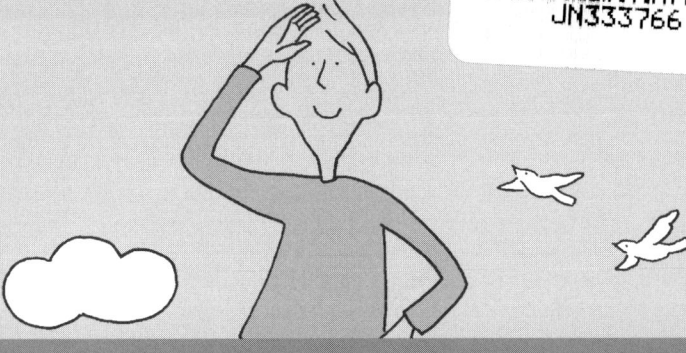

うつを克服するための
ポジティブサイコロジー
練習帳

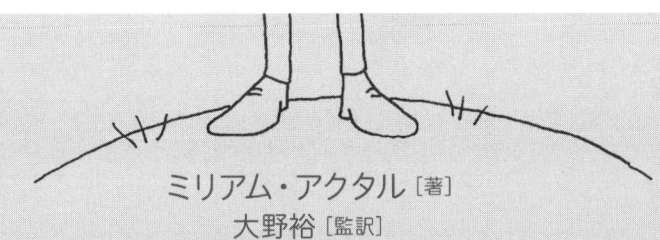

ミリアム・アクタル［著］
大野裕［監訳］
山本眞利子［訳］

創元社

うつ病の「黒い犬」を経験したことのあるすべての人へ

Positive Psychology for Overcoming Depression:
Self-Help Strategies for Happiness, Inner Strength and Well-Being
by Miriam Akhtar

First published in the UK 2013 by Watkins Publishing,
Sixth Floor, 75-76 Wells Street, London W1T 3QH
Design and typography copyright © Paul Saunders 2012
Text copyright © Miriam Akhtar 2012
www.watkinspublishing.co.uk
Japanese translation rights arranged with Watkins Publishing Ltd.
through Japan UNI Agency, Inc., Tokyo

本書の日本語版翻訳権は、株式会社創元社がこれを保有する。
本書の一部あるいは全部についていかなる形においても
出版社の許可なくこれを使用・転載することを禁止する。

監訳者まえがき

　本書の強みは、弱点を直すことよりも強みを伸ばすことに力を入れるという視点から、うつ病への対処を説いているところにあります。これは、本書の中でも書かれているように、パラダイムシフトです。
　うつ病の治療は、これまで、良くないところを治すという発想で行われてきました。実際にそのようなアプローチで弱点を修正することができれば良いのですが、必ずしもうまくいかないことが少なからずありました。それは、うつ病の本態がまだわかっていないからです。そのために、どこに焦点づければ良いか、適切な判断をすることができず、治療に難渋してしまうことになります。
　それに、弱点を治そうとすると、患者も医療者も、どうしてもネガティブなことに目が奪われます。この本の中で書かれているネガティブバイアスが働くことになり、こころの元気が失われていきます。こうして、うつ状態が遷延したり悪化したりすることになります。
　そうしたアプローチに対して、本書の著者のミリアム・アクタルは、異を唱えます。苦しい状態から抜け出すためには、悩んでいるその人が持っている力を発揮する必要があります。他の人がいくら手を貸しても、最終的には本人が自分の力で苦境を抜け出す必要があるのです。
　このように書くと、うつ状態の人の多くは、自分はそんな力など持っていないと考えます。とうてい無理だからやるだけムダだと考えて、諦めてしまっている人も多いでしょう。うつ状態のときには自信がなくなっていますから、そのように考えるようになるのも無理はありません。
　しかし、ミリアム・アクタルは、そうではないと言います。人はそれぞれこころの力を持っている。それを見つけてうまく使うことができれば、状況は変わっていくというのです。このように、状況を流れるものとしてとらえるところにもアクタルの考えが生きています。
　最初は変えようがないと思えたことでも、時間が経てば変化していきます。その変化の波に乗りながら自分の力を上手に使えば、苦しい状態から抜け出す

ことができるのです。
　本書では、そのように隠れた力を見つけるコツや、見つけた力をうまく使うコツがわかりやすく紹介されています。本書が、うつの苦しみから抜け出す力の支えになることを願っています。

2015年9月
大野 裕

序文

　医学は人を病気にする原因にとらわれすぎていて、どうしたら人が元気でいられるかに対する熱意はとても十分とは言えません。医師の仕事は川のほとりでキャンプをしているようなものです。人々は下流へ流され、医師はどんどん具合が悪くなって沈んでいく人々を引き上げるためにますます深く潜ります。こうして、医師は多忙で疲弊し、誰も上流を歩き回って、何が人々を沈めているのかを調べる暇がありません。うつ病は私たちが直面している最大の難題で、治療の場は是が非でも上流へ移る必要があります。うつ病を経験した人は誰もが薬だけでは解決しないことを知っています。では、何があれば解決するのでしょうか。

　その答えがこの素晴らしい本にあります。ポジティブサイコロジーは、どうしたら人が精神的に健康で幸せな状態を維持できるかの科学に焦点を当てています。うつ病の治療法としても予防手段としてもこのアプローチが素晴らしいのは、わかりやすく、直感的に理にかなっていると認識できることです。しかも、これが最も重要なのですが、このアプローチが奏功することを示す確かな科学的証拠があることです。心理学用語の乱用ではなく、うつ病を防ぐことができる厳密に研究された技法と理念に基づくアプローチなのです。

　人生のポジティブな面に焦点を当てると、ネガティブな感情や気分が薄らぐことが研究で明らかになっています。私は音楽や書物、映画、家族、湿った鼻を私の太ももに押しつけてくるラブラドールとの散歩で憂うつから抜け出します。ささやかな喜びや他者とのつながり、人生の意味や目的意識を持っていることによって、プロザック［抗うつ薬］から遠ざかっていられるように思えます。ポジティブであり続けるために私が無意識にしていることの多くが有効であると証明されていることに、この本を読んで初めて気づきましたが、そのことについて患者と話し合ったことはほとんどありません。でも、これからはその話を患者としようと思います。

3

長年の間に、うつ病を抱えた人には大勢会いました。その多くには薬物療法が少なくとも短期的には大変有効でしたが、全員が自分でできる方法を探しています。家庭医として私が1回の診療に使える時間は10分（2人乗りベビーカーがドアを出入りする場合は6分）で、患者の幸福度やレジリエンスを向上させるにはどうしたらよいかについて、深く踏み込む時間はありません。しかしながら、こうした問題を詳細に、細やかな感性で検証しているこの本は、メンタルヘルスを向上させたいと望む誰もの良き友となるにふさわしいものです。そこで問題は、果たして1冊の書物でポジティブサイコロジーの効用を学ぶことができるか、それともお金を払って幸福度を上げるためのコーチやセラピストにつくべきかです。

私はこの本を試してみるようにお勧めします。うつ病を治療するため、ポジティブサイコロジーについての書物を1冊買うとするなら、私はポジティブサイコロジストとして正当なトレーニングを受け、読者を引きつけ、かつわかりやすい書き方を心得ていて、うつ病の試練を直に理解している著者を選びます。つまり、私ならミリアムを選びます。もしミリアムがこの国の全教室を訪れ、子どもたちにどうしたらレジリエンスを身につけ、幸せになり、思いやり深くなれるか、その方法を教えてくれるなら、この先、私が川から引き上げる人の数は格段に少なくなることでしょう。

フィル・ハモンド
医師、ジャーナリスト、ブロードキャスター、コメディアン
www.drphilhammond.com

謝辞

　本書に寄与してくださった方、全員に心から感謝申し上げます。マーティン・セリグマン教授と本書で引用した示唆に富んだ研究を行ったすべての研究者に。同僚、友人、私にポジティブサイコロジーを指導してくださった方々、イースト・ロンドン大学およびペンシルベニア大学のMAPP［応用ポジティブサイコロジー修士課程］コミュニティに、また私が担当したクライエントおよびコース参加者全員に。特にファームパーク・ロードの友人であり、非公式に編集をしてくれたアンマリー・エバンスと正式に編集をしてくれたサンドラ・リグビーに。アシュリー・アキン＝スミス、ブリジット・グレンビル＝クリーブ、ポール・ドッジソン、イロナ・ボニウェル、エマ・ジャッジ、フィオナ・パラシャー、スティーブ・ハンフリーズ、クリス・ジョンストン医師、クリスティナ・ロビノ、パット・ピルキントンMBE［大英帝国勲章第五位受勲者］、フィオナ・ダンロップ、エリザベス・ディグビー＝ファース、フリス・バートン、デニー・ウィンストン、ジネット・ルスバン、In-Volve［薬物乱用の予防、治療、支援サービス］の全員、犬を何度も散歩させてくれたジョー・バーンズとモリー・トンプソンにも、またどこにいようと笑いが最良の薬であることを教えてくれるショーナ・ハリスとミランダ・スティードにもお礼を申し上げます。最後に、何が大事なことかを思い出させてくれたアーチーとオスカーに。

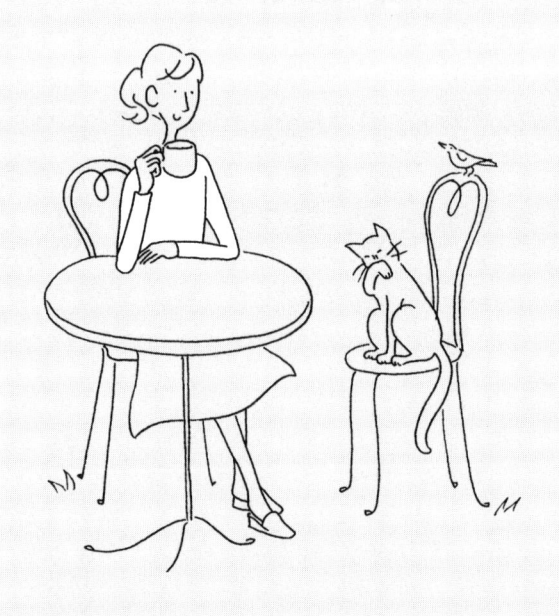

まえがき

● 私とポジティブサイコロジーの出会い

　本書に著した知見は、私のポジティブサイコロジストや個人コーチとしての実践と、ジャーナリストとしての経歴、それに長年うつ病の落ち込みを克服しようとしてきた経験から生まれたものです。私のこれまでの様々な関わり合いの中で、一番長いものの一つはうつとの付き合いでした。軽度、中等度から中核的なうつ病まで、全部経験しました。それが今は、気分が沈むのはまれなことで、落ち込んでも早く立ち直ります。ブルーな気分に陥らないようにする方法を自然に身につけ、幸せ力を育てました。

　私の話は珍しいものではありません。誰の人生も山あり谷ありで、あなたの人生もそうであるはずです。うつ病の原因は様々です。私の場合は、ごく普通の子ども時代が、突然、父が倒れて亡くなるという残酷な結末を迎えたのです。私は10歳でした。その後まもなく、中学校から高校への移行期を迎えました。わずかな間に人生ががらりと変わってしまい、青春の無邪気な光をさえぎるように雲が立ち込めていると感じました。10代にして仕事中毒となることで対処しました。この方略は長年うまくいき、勉学も仕事もうまくこなせていました。ところが、ポジティブな経験をしているとき、「でも、私は幸せなのだろうか」と自分に問いかけ、その経験を中断させてしまう奇妙な癖がありました。するとたちまち幸せは消え去ってしまうのでした。

　2000年までに自分には愛する伴侶と子どもが2人いるだろうとずっと想像していました。30代になるときは交際相手がいたのですが、破局し、独り身に戻りました。誕生日を迎えるたびに、今年こそは状況が変わるだろうかと思いましたが、家庭を持つことが自分の運命ではないかもしれないとすでにうすうす感じていました。小説のタイトルに名を冠した独身女性ブリジット・ジョーンズのように、30歳以上の女性の過半数が子どもを持たない業界で私

は創造的な仕事をしていました。仕事と結婚してしまうと、子どもを持つなどといった誰もが当たり前だと思っている人生の重要な節目を見逃しやすいのです。独身者が皆、直面する大きな問題に取り組もうと長期有給休暇を取りました。子どもを持たないのであれば、人生をどう生きたらいいのかという問題です。

　休みを取るというのは、まずい考えでした。というのは、何が悪いのかとじっくり考える余裕ができすぎました。私の人生にずっとつきまとってきた灰色の雲がまた垂れ込めてきたのです。いつもは次の新しいプロジェクトに打ち込むことでそれを抑えてきましたが、このときは気分が急降下してしまいました。医師からうつ病と診断され、抗うつ薬を処方されました。

　結局、抗うつ薬を3種類使いましたが、どれも効かず、薬の副作用で具合がさらに悪くなりました。心理療法も始めましたが、心の奥底の痛みに触れさせられただけで、少しもより幸せな気持ちにはなれませんでした。長く暗い魂の闇について話すことで、長く暗い闇にとどまることになりました。ブリジット・ジョーンズのように、セルフヘルプ本を手に取りましたが、心の奥にある絶望感を隠すために幸せそうな笑顔を取りつくろっているような気がしました。

● あなたがフォーカスするものが成長する

　転機が訪れたのはある朝、食洗機から変な臭いがしているのに気づいたときでした。内部に悪臭のする水がたまっていたのです。ひどく気分が落ち込み、パイプを工具で激しく叩いたため、ついにはパイプが破裂し、大惨事――キッチンが水浸しになってしまいました。私は惨敗し、湿った床に座り込んで泣きました。どれほどひどく気が滅入っているかに何か月もの間集中してきて、行きついたところは緊急水道サービス業者のとてつもなく高額の請求書でした。通常のうつ病対処法をすべてやり尽くしましたが、どれも私には効果がありませんでした。自分に合う回復への道を自分で探さねばならなくなろうとしていました。

　私が初めてポジティブサイコロジーに出会ったのは、心理学の新分野として正式に誕生する前の1990年代半ばでした。幸せの「科学」というものがあるこ

と、つまり、心理学者がウェルビーイングの特徴を研究するのに、以前精神障害や精神疾患の研究に使っていたのとほぼ同じやり方で科学的手段を用いていることを知り、興味をそそられました。非常に理にかなっていると思いました。ついに、幸せ力を育む方法についての科学的根拠に基づいた知見に出会ったのです。当初私が興味を持ったきっかけは、私が制作していたラジオ番組でこれをテーマに取り上げたことでしたが、その後10年間ジャーナリストとしてのスキルを生かして、新しいウェルビーイングの科学から生じるあらゆることを調べました。手に入る限りの書物や論文を貪るように読みました。人の幸せに大きな変化をもたらす可能性のある科学的知識の金鉱を見つけたのです。

あの日、水浸しになったキッチンの床に座り込みながら、ポジティブサイコロジーがどのようにうつ病に効くものか確かめてみようと決心しました。そこで、心理療法も薬も止め、自分がどれほどひどく落ち込んでいるかに集中する代わりに、この本に紹介するテクニックのいくつかを試してみました。すると、徐々にですが確実に闇が遠ざかり、雲の後ろから太陽が出てくる日が増えていきました。こうしてうつ病から抜け出す道を見つけ、おまけに、他の人たちがその幸せへの道を見つける手助けをするという人生の目的をも見つけたのです。人生に意味を与えてくれるものを見つける突破口となったのは壊れた食洗機でした。

この知識を他の人たちと分かち合いたいと思い、ポジティブサイコロジーを実践に生かすためにコーチのトレーニングを受けました。その後、ポジティブサイコロジーの共同創始者の一人であるマーティン・セリグマン教授がペンシルベニア大学で、応用ポジティブサイコロジー修士課程 (MAPP) を設立しました。その目的は世界で最初のポジティブサイコロジスト、つまり、「**臨床心理士が世の中を不幸せ度の低い場所にしたのと同じように、世の中をより幸せな場所にする実践を行う人たち**」[1] を養成することでした。私はイギリスでMAPPを修了し、ヨーロッパで最初の正規ポジティブサイコロジストの一人になりました。現在はウェルビーイングの科学を用いてコーチングを実践し、トレーナーとして仕事をしています。幸せ力が大きくなり、人生が繁栄し始めるという人々の変化を目の当たりにすることほど満足感を覚えるものはありません。内面のポジティブな変化は外面のポジティブな変化と一致することが多

いものです。私のクライエントの多くは、かつての私のように、自分には幸せになれる能力がないのではないかという恐れを抱いています。ですから、気持ちが軽くなり人生が好転して、ポジティブサイコロジーは本当に効果があるとわかったときの彼らの喜びや驚きを見るのは素晴らしいものです。

　トラウマに苦しんだ少女の頃にポジティブサイコロジーがあったら、どれだけ良かったでしょう。若い人たちのウェルビーイングは常に私の頭にあります。私は、傷つきやすい若者たちを手助けする組織と協力して活動しており、ティーンエイジャーのレジリエンスを強化するためのペン・レジリエンス・プログラム[2]のトレーナーの一人でもあります。ちなみに、ポジティブサイコロジーのテクニックを習得するのに、**決して遅すぎるということはありません**。たとえ、あなたがこれまでの人生でずっとうつ病と付き合ってきたとしても。練習が必要なだけです。私にとっては効果があり、そのおかげで今は以前より格段に長く維持できるウェルビーイングを享受しています。あなたにもきっと効果があります。

ミリアム
www.positivepsychologytraining.co.uk

目次

監訳者まえがき　1
序文　3
謝辞　5
まえがき　7

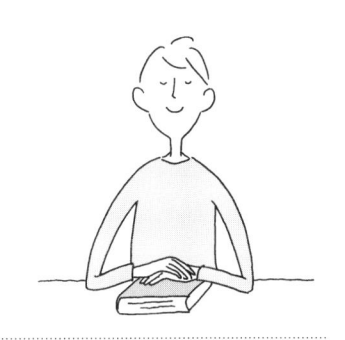

第1章	うつ病に対するポジティブアプローチ	13
第2章	幸福感に関するポジティブサイコロジーの話	30
第3章	ポジティブ感情――ウェルビーイングへの上昇スパイラル	42
第4章	その瞬間を味わう	53
第5章	感謝の態度	69
第6章	瞑想――マインドフルアプローチ	80
第7章	楽観主義を学ぶ――心理的自己防衛	94
第8章	レジリエンス――回復への道	114
第9章	ポジティブなつながり――他の人たちの存在が重要	134
第10章	活力――心、身体、精神	150
第11章	強みから強みへ――最高の状態のあなたへ	162
第12章	ポジティブな方向――前に進む	175

原注　194
訳者あとがき　202

【凡例】
・原著者による注釈は章ごとに上付き数字で通し番号を振り、巻末に示した。
・訳者による注釈や補足は該当箇所に［　］で示した。

第1章
うつ病に対するポジティブアプローチ

★

　あなたが自分はうつ病だと思うとき、他にも同じように感じている人はいます。うつ病は最も頻繁に見受けられる精神疾患の一つであるため、鼻風邪とは比べものにならないほどつらいことではあるのですが、心の風邪とよく言われます。私たちは世界的なうつ病蔓延の時代を生きています。うつ病は心理的ウェルビーイングの最大の脅威であり、21世紀における障害の主因です。先進国の成人の2人に1人が一生のうちに1回はうつ病を経験し、一度うつ病にかかると将来再発するリスクが高まります。うつ病の初回発症の平均年齢は中年期から10代前半へと早まっています。

　うつ病の予防接種となり得るものを見つけられたら、素晴らしいことではないでしょうか。防寒のために厚手のジャンパーを着るように、うつ病に対する防御となるようなものです。うつ病からあなたを守ること、これがうつ病に対するポジティブサイコロジーの効果の一つです。あなたのレジリエンスやウェルビーイングを強化することで、この効果はもたらされます。

　ポジティブサイコロジーは新しい科学の分野で、生活において最適に機能することやウェルビーイングに関する科学的な研究、つまりどうやったら気分が良くなり、健全に機能し、繁栄するかについての研究です。幸せの科学、強みの科学、ポジティブ感情の科学、楽観主義の科学、レジリエンスの科学など様々な別名でも呼ばれていますが、そのどれもがポジティブサイコロジーが扱う範囲の広さを示唆するものです。

```
←―――――:――――――――:――――――――:―――――――→
精神的不健康  元気のない状態  適度な精神的健康  繁栄
```

繁栄

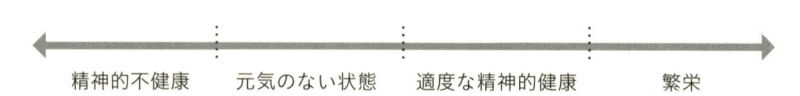

ポジティブサイコロジーの究極の目標は、出発点がどこであっても繁栄、つまり完全な精神的健康状態へ向かうように方向づけることです。感情的、心理的、社会的健康度が高ければ、あなたは繁栄しています。多くの人々は元気のない状態です。これは、はっきり病気というわけではないのですが、精神的に健康な状態ではありません。人生が空虚に感じられ、ポジティブな感情がほとんど感じられない状態です。

1990年代後半に始まって以来、ポジティブサイコロジーはウェルビーイングを高めるエビデンスに基づく介入方法を発展させてきました。技法は科学的研究で十分に試されてきたものなので、効果があることは明白です。明らかになったポジティブサイコロジーの長所の一つは、ポジティブを伸ばす方略が、ネガティブを減少させもすることです。ですから、ポジティブサイコロジーの治療介入は幸福感を上げるばかりでなく、うつ症状を軽減します。

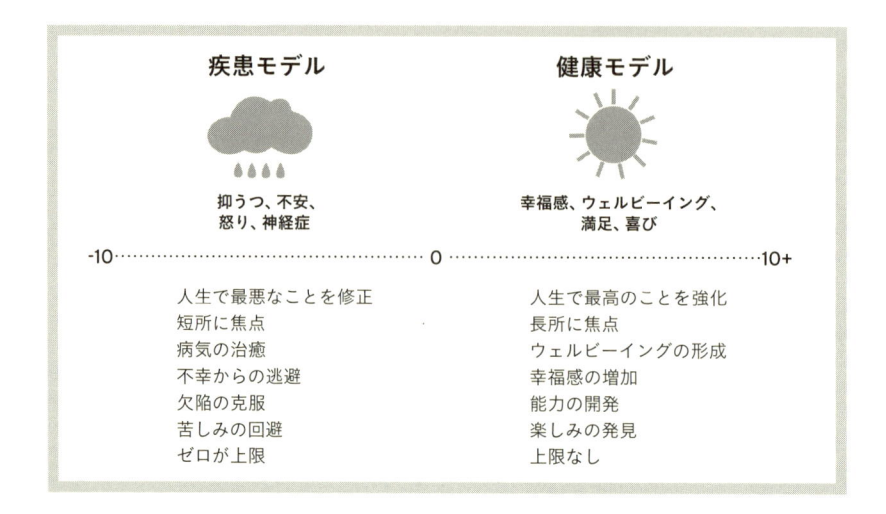

疾患モデル	健康モデル
抑うつ、不安、怒り、神経症	幸福感、ウェルビーイング、満足、喜び
-10 ………… 0	………… 10+
人生で最悪なことを修正	人生で最高のことを強化
短所に焦点	長所に焦点
病気の治癒	ウェルビーイングの形成
不幸からの逃避	幸福感の増加
欠陥の克服	能力の開発
苦しみの回避	楽しみの発見
ゼロが上限	上限なし

第1章　うつ病に対するポジティブアプローチ

　ポジティブサイコロジーは、他の多くの心理学分野とは異なります。臨床医やメンタルヘルス専門家が使う疾患モデル（マイナス尺度）ではなく、健康モデル（プラス尺度）の範囲で機能するからです。その意味は、ポジティブサイコロジーがウェルビーイングを促進させるために、人生における良いことの強化に焦点を当てるということです。それに対して、セラピーの大半は、苦痛を和らげるために人生における最悪のことの修復に重点を置く疾患モデルの範囲内で機能します。これは、図（14ページ参照）の線で示したように、精神疾患がない状態、つまりゼロ（病気と健康の境界であるニュートラル）の状態を目標とする従来のメンタルヘルスアプローチです。精神疾患で苦しむこともなくなりますが、気分が良くなることもありません。幸福感ではなく空虚感、繁栄ではなく元気のない状態のままです。つまり、うつ状態でないということは、幸福感、ポジティブ感情、人生の意味があることと同じでは**ない**のです。ポジティブサイコロジーは、その先へ、ウェルビーイングではない状態からウェルビーイングの状態へと進みます。疾患モデルの目標はマイナス（−）からゼロ（0）の状態にすることですが、健康モデルはマイナス（−）からゼロ（0）を通過してプラス（+）になることを目標とします。

　うつ病治療の大半は、疾患モデルに基づいており、通常は抗うつ薬や心理療法を用います。ポジティブサイコロジーのアプローチはこれとは異なり、ウェルビーイングのレベルを上げることを目標としています。あなたの苦しみの原因にではなく、あなたが到達したい目標地点に焦点を合わせることから、このアプローチが実際にどのように作用するのか疑問に思うかもしれません。うつ病という問題にではなく、より高い幸福感のような達成目標にエネルギーや努力が注がれるのです。ことわざにもあるように、「**焦点を合わせるものが獲得できるもの**」です。幸福感を促進する活動に焦点を合わせると幸福感が増すと研究でも示されています。ポジティブサイコロジーで主に用いるツールはコーチングで、いろいろな意味で会話を用いた治療法とは異なるプロセスです。

　カウンセリングでは、セッションの中であなたが得る洞察が痛みからのカタルシス的解放につながることを期待して、問題についての感情的な理解を促進することを目標とします。これは、うつ病の原因を受け入れるという点では目的にかなってはいますが、自分の不幸について話すことで、まさにその不幸感

に圧倒されてしまう——苦しみをやり過ごすのではなく苦しみに縛られてしまうリスクもあります。

カウンセリング	コーチング
●過去に焦点を合わせる	●将来に焦点を合わせる
●「何がいけないのか」	●「何を望むか」
●感情的理解	●行動的指導
●苦痛と困難に目を向ける	●目標を設定する
●過去からの解放	●前へ進む

　心理療法は、20世紀にはうつ病の最適療法として広く受け入れられるようになりました。この療法は、問題について話すことが治癒につながるという大胆な（概して未検証ではありますが）道理に基づいています[1]。セラピーで起こるプラスの変化は、セラピーのアプローチというよりセラピストとの関係から生じた結果である可能性が高いことが研究で示されています[2]。心理療法は誰にも適しているわけではありません。約1割のケースでは症状悪化につながると報告している研究もあります[3]。セラピーを受けた私の経験では、感情的痛みが解消するのではなく、呼び起こされることになりました。治療プロセスに欠けているのは、うつ病の極めてネガティブな思考を置き換えるためにポジティブ思考を増大させるという方略です。

　悪い状態に浸っているのに飽き、ウェルビーイングの回復に焦点を合わせたい場合はどうでしょう。ここでポジティブサイコロジーの出番となります。その技法はポジティブな感情、思考、行動を促すよう意図されており、これを実行するとうつ症状の軽減という素晴らしい結果も得られます。ポジティブな点に焦点を合わせることによって、ネガティブな点を緩和することもできます。

　私は、クライエントをコーチングする中で、この方法が奏功するのを何度も見ました。クライエントは以前ほど憂うつではないことを突然自覚する「アハ」体験をするのです。幸福感がクライエントを取り囲むようになり、それが自然に起こります。最も記憶に残っている経験の一つは、飲酒問題のある脆弱な思春期の若者たちを対象にパイロット研究をしたときのことです[4]。彼らは、抱

第1章　うつ病に対するポジティブアプローチ

えている問題から逃避するため、手っ取り早く幸福感を得られる方法として、そしてストレスの素早い解消法として飲酒していました。彼らは生活の安定性を欠いていました。大半は一時的な宿泊施設にいたり、家族と疎遠になったり、簡易宿泊所に泊まったり、知り合いの家を泊まり歩いたりしていました。彼らは、虐待、暴力、麻薬、犯罪、家庭崩壊、健康障害、死別、識字能力、経済的困難と様々な問題を抱えていました。事実、全員が学校を中退していて、罪を犯して足首に無線発信器を付けられた者もいたし、妊娠中の10代の子も1人いました。彼らの誰もが将来に対する希望を持っていませんでした。

通常の「疾患モデル」の治療法に沿った飲酒問題に焦点を合わせるアプローチではなく、プログラム16時間のうち1時間のみを彼らの大量飲酒問題を直接取り扱うセッションに割り当て、それ以外の時間は飲酒問題を脇に置きました。代わりに、コースでは、幸福感、ポジティブな感情、楽観主義、レジリエンス、瞑想、強み、ポジティブな関係、目標設定、身体と心の結びつきに関するセッションを実施し、ウェルビーイングに集中的に取り組みました。

このアプローチは、目を見張るほどの成功を収めることとなりました。週が進むうちに、若者たちは気分が良くなり、繁栄し始めました。内面に起きたポジティブな変化が、多くの外面的なポジティブな結果に映し出されました。若者たちの大半は学校に戻り、仕事や住む場所を得た者もいましたし、人間関係は修復され、これまでの混沌に代わり落ち着きが訪れ、目に見える活力の向上が認められました。変容したのです。このウェルビーイングに焦点を合わせることの最もうれしい副作用は、飲酒が3分の1へと顕著に減少したことです。中には禁酒した者もいました。これは、飲酒問題を脇に置いたことで成就したのです！　ちなみに、妊娠していた子はあまりにも悲観的で、彼女の担当者によると「悪いことが起こるかもしれないと恐れるあまり、良いことが起こる可能性について考えることを恐れていた」のですが、女の子を出産し、フェイス［信念］と名づけました。

これで、問題にではなく目標に力を注ぐ健康モデルを用いることの効果がある程度おわかりいただけたことでしょう。これらポジティブな結果は、ポジティブサイコロジーによる治療介入についての最初の科学的調査結果と同じです。科学的調査とは、何千という研究被験者の統計結果を統合したメタ分析で、

この技法が有意に幸福感を増大させるばかりでなく、うつ症状を軽減することが示されました[5]。分析した治療介入の一つがポジティブサイコセラピーでした。これは、直接うつ症状を対象とするのではなく、ポジティブな感情、強み、人生の意味を高めることに焦点を合わせることであり、標準的なうつ病治療とは対照的なものです。ポジティブサイコセラピーは、軽度から中等度のうつ病の人々で試され、うつ病のレベルを有意に下げることがわかっています。従来の治療法を補完するものとして、重症のうつ病の人々にもポジティブサイコセラピーが実施されましたが、うつ症状を軽減し、薬物療法や「通常の治療法」のどちらと比較してもより多くの寛解につながりました[6]。これらの研究は、ポジティブサイコロジーがうつ病治療の選択肢を広げるという重要な役割を担っていることを示しています。

次はあなたについて……

　あなたはうつ状態なのですね。あるいは、うつ病になりつつあるかもしれないと思っているのですね。しばらく落ち込んだ状態なので、新しい対処方法を探しているのかもしれません。うつ病が自分に忍び寄りつつあり、それをすぐに止めたいと思っているのかもしれません。ポジティブサイコロジーの技法は、気分を高揚させ、うつ病から守り、他の治療法を補う自然な方法として用いることができます。

　何かの終わり、落胆、物事がうまくいかないなど特定の出来事が起こったとき、時に落ち込んだり悲しかったり浮かない気分になったりするのは普通のことです。これは人生の浮き沈みの一つで、人は通常回復します。しかし、うつ病はそこで終わらず、悲しみ、悲観、不安、絶望といった強い感情へと進みます。このような感情がうつ病では持続し、毎日の活動の妨げとなることが、よくある一時的な落ち込みとの違いです。

　うつ病はあなたのウェルビーイングを損なわせ、生活の質（QOL）を低下させます。うつ病は、内的には感情に、外的には生活に影響を与えます。世の中は灰色の鉛のようで、身体に重くのしかかり、気持ちをネガティブにし、気分

心理的症状に含まれる項目

- 気分の落ち込みや悲しみの継続
- 活動に対する興味や楽しみの著しい喪失
- 絶望感や無力感
- 集中力低下
- 自尊心低下、自身の無価値感
- 不安や心配
- 過度のあるいは不当な罪悪感
- 他の人に対して怒りっぽく不寛容
- 意欲の欠如
- 決断力欠如、決断困難
- 死についての反復思考
- 自殺念慮あるいは自傷念慮

身体症状に含まれる項目

- 疲労、極度の疲労、活力欠乏
- 涙もろさ
- 睡眠パターンの乱れ
- 原因不明のうずきと痛み
- 緩慢な動き／発話、もしくは落ち着きのなさ／興奮
- 食欲変化（体重の増加あるいは減少）
- 消化器系の問題
- 性欲減退
- 月経周期の変化

社会的症状に含まれる項目

- 家庭および家族生活における困難
- 職務遂行困難
- 友人との接触回避
- 社会的活動への参加の減少
- 興味の減少

を落ち込ませ、気力を失わせます。うつ病を抱えて生活することは、自分だけではなく大切な周りの人にも多くの困難をもたらします。気分が良くないことに加えて、生活において機能する能力を損ない、人間関係に支障をきたします。

　それでは、あなたがうつ病を経験しているかどうか、どうやったらわかるのでしょう。以前は楽しめていたことに興味を失っていることかもしれません。悲しみ、不安、困惑、悲観や絶望の状態がしばらく続いているかもしれません。身体は疲れ切って、涙もろく、やる気がないかもしれません。大切な周りの人たちを避け、世の中との接触を最小限にしているかもしれません。このどれもがうつ病の症状です。自分ではうつ病であると気づかないかもしれません。気づかない人が多いのです。他の人から、ここしばらくいつものあなたではないと指摘され、何か具合でも悪いのかと尋ねられなければわからないこともあります。医師に診断を下されて初めて自分が患っていることに気づくこともあるでしょう。多くのうつ症状の中で、おそらく最も広く認識されている症状は、気分の落ち込みが続くことや人生に対する著しい興味の喪失でしょう。あなたがそれを苦痛に感じ、通常の生活機能が妨げられ、他にも症状があり、その状態が2週間以上続いているのであれば、それは医師が一般的に用いるうつ病の診断基準を満たします。定期的あるいは継続的に自分に当てはまる項目が前ページのリストにいくつあるか見てください。

何がうつ病の原因か

　人は、あらゆる理由でうつ病を発症します。うつ病は複合疾患で、様々な原因によって起こり、気分、思考、身体に多くの影響を及ぼします。また、うつ病を発症したことで自分を責めるのもよくあることです。「自分はダメだ」「自分が〜のようだったらいいのに」「自分に〜ができたらなあ」のような思考は、うつ症状である可能性が高い場合、うつ病の根底にあると思われます。生活上のどのような要因がうつ病への下降スパイラルにつながったのか理解するのは有益なことです。一般的に、メンタルヘルスの専門家はうつ病の危険因子を3つのカテゴリー（3つのP）に分類します[7]。

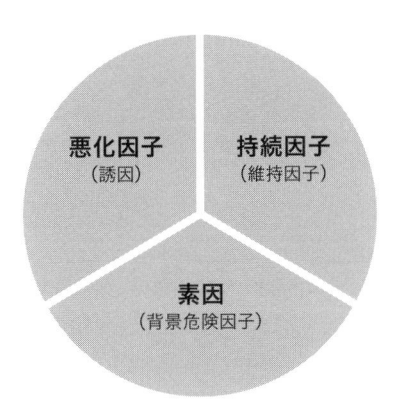

第1章 うつ病に対するポジティブアプローチ

悪化因子（誘因）／持続因子（維持因子）／素因（背景危険因子）

- **素因** (Predisposing Factors)：あなたの背景にあるうつ病リスクを高める特徴のことです。これには、遺伝子、生い立ち、経歴、文化、最近の出来事、健康、食生活などの因子が含まれます。これらの因子には自分で変えられるものもありますが、自分にはどうしようもないものもあります。
- **悪化因子** (Precipitating Factors)：うつ病を誘発する心理的・身体的きっかけのことで、ストレス、病気、トラウマなどがあります。
- **持続因子** (Perpetuating Factors)：発病後に起こるという点で他の2因子とは異なります。一例として、うつに対処しようとしての大量飲酒があります。脳に及ぼすアルコールの化学作用もうつ病の原因となります。気分が落ち込むほど飲酒量が増え、それによって落ち込みがさらに悪化するという悪循環を引き起こすのです。

ポジティブサイコロジーにも、悲観主義者らがネガティブな事柄を自分たちなりに解釈するやり方を分類した独自のうつ病の3つのPがあります。悪いことが起こると、悲観主義者らはその原因が**自分にあり** (Personal「すべて自分のせい」)、**半永久的であり** (Permanent「変えられない」)、**広範囲に及ぶ** (Pervasive「すべてに影響する」) と考える傾向があります。悲観主義はうつ病への近道となる思考スタイルなのです。うつ病の原因となる他の要因をいくつか挙げてみましょう[8]。

● ストレスの多いライフイベント
人間関係の破綻、死別、解雇、こうした衝撃的なイベントに適応するには時間がかかります。友人や家族と会わなくなり、自分自身で問題に対処しようとすると、うつ状態となるリスクは高くなります。

● 身体疾患
慢性の健康障害や生命に関わる病気を抱えていると、うつ病のリスクは高くなります。うつ病は痛みや病気の結果として一般的なものです。不眠症にもうつ病のリスクがあります。

● 性格
うつ病にかかりやすい特定の性格傾向があります。例えば、完璧主義、過度に自己批判的、悲観主義、心配しすぎ、柔軟性に欠ける思考スタイル、低い自尊心、人生のコントロール感がほとんどないといった性格傾向です。

● 家族歴
両親のどちらかがうつ病を患ったことがあると、うつ病発症リスクは高くなります。特定の遺伝子により、ストレスの多いライフイベント経験後にうつ病を発症する可能性が高くなります。

● 孤立
他の人々との関係を断ち、孤立した生活を送ると、孤独感やうつ病のリスクが高くなります。活動的な社会生活を送っていることは、世界で最も幸せな人々の特徴の一つです。

● アルコールと薬物
薬物使用とうつ病には関連があります。ストレスやうつ病に対処するため、アルコールや薬物が使われることが多いのですが、それがまたうつ病を招くというのは悲しい事実です。

女性であること

女性のうつ病罹患率は男性のほぼ2倍です。原因の一つは月経周期の、特に閉経周辺期（30代半ば～40代）のホルモン変動ですが、妊娠、不妊、更年期も原因になりますし、中には子どもがいないことが原因の人もいます。このように女性特有の不利要因はありますが、女性はより重い落ち込みを経験するだけでなく、男性よりも高い幸福感を感じる傾向もあるのです。

うつ病のレベル

うつ病には様々な種類があり、軽度から中等度、中核的なうつ病まで重症度も様々です。慢性のうつ病もありますが、一時的なうつ病もあり、平均的な症状は6～8か月続きます。

- ◆ 最も軽度なものは潜在的うつ病で、ある程度日常生活への影響があります。治療は一般に、指導を伴うセルフヘルプ、定期的な運動などでライフスタイルを変えることや、何らかのセラピーやグループサポートが基本です。
- ◆ 中等度のうつ病では、より多くの症状が現れ、日常生活に著しい影響をもたらします。付加的な治療法の選択肢には、カウンセリング、心理療法、認知行動療法などの会話を用いた治療法が含まれます。
- ◆ 大うつ病性障害すなわち臨床的うつ病は、最も重症度の高いうつ病です。症状も多くあり、機能上の影響が顕著で、日常生活の活動はほぼ不可能になります。抗うつ薬は効果が期待できる治療法で、抗うつ薬の使用に加え、他の選択肢を用いることで治療を完全なものにすることもできます。
- ◆ 気分変調は臨床的うつ病の一つです。これは軽度のうつ病で数年続くこともあり、そのために薬物治療もよく行われます。
- ◆ 双極性障害は、躁状態、軽躁状態と、時に高頻度で現れる大うつ病エピソードのうつ状態とが交互に起きるサイクルが特徴です。気分循環症は、

軽度の双極性障害です。
- ◆ 新しい命に対する責任に加え、出産後のホルモンや身体の変化が産後うつを引き起こすこともあります。
- ◆ 季節性情動障害は「冬季うつ」のことで、冬が近づくにつれ日照時間が短くなることにより気分が急激に落ち込みます。

下降スパイラル

うつ病は、様々なプログラムで展開する下降スパイラルです（コンピューターソフトに少し似ています）。自分が経験しているかもしれないバージョンがあるか見てください。

● バージョン1.0──思考／感情スパイラル

あなたは感情を急落させるネガティブ思考をしています。感情が急落することで思考はさらに暗くなり、気分はさらに低くまでらせん状に落ち込みます。

● バージョン1.1──社会的スパイラル

このようなスパイラルもあります。あなたは気分が落ち込んでいるため人と会う気になりません。連絡を取らないので、落ち込みから気がそれることがなく、さらに落ち込むのです。

● バージョン1.2──身体的スパイラル

これはバージョン1.1が変化したものです。あなたは疲弊しています。身体が痛むため気分が落ち込みます。身体を動かすエネルギーを奮い起こすことができません。こうして気分がさらに落ち込むのです。

● バージョン1.3──悲観的スパイラル

ポジティブサイコロジーが特に対象とする下降スパイラルの一つは、次のように進みます。あなたは最悪のことが起きるだろうと、しかも状況は自分の手

には負えず、どうしようもないもので、失敗する運命だと予期しています。そのこと自体があなたを落ち込んだ状態にしておくのです。状況を仕分ける必要があるのですが、結果を変えることはできないと思い込んでいるために、あなたは変える努力をしません。それどころか、諦めてしまいます。そしてあなたの気分はさらに落ち込み、絶望します。これは「学習性無力感」のサイクルで、うつ状態を悪化させます。

これらのスパイラルの多くはコンピューターウイルスのように作用します。つまり、広がり、結合するのです。例えば、病気（身体的）だったので気分が落ち込んでいた。そのため、人と会うことができず（社会的）、事態が好転することがあるのだろうかと悲観的になり（心理的）、気分が落ち込み、うつ病になります。

本書の使い方

　本書は、うつ病に対するポジティブアプローチを提供するもので、軽度あるいは慢性の不幸感を対象としたセルフヘルプ方略を用います。このポジティブアプローチが、うつ症状の軽減に効果があることが研究によって明らかになっています。気分の低下や軽度のうつに悩んでいて、気分を高める自然な方法を探しているのであれば、本書の手法が役に立ちます。もし、より重度のうつ病であれば、医師への相談をお勧めします。ポジティブアプローチのツールは他の治療法と一緒に用いることもできますし、確実な回復を期するために用いることもできます。これらすべての方略は、ポジティブサイコロジー研究のエビデンスに基づき、科学的に根拠があるものです。これらの方略は、新たな理解によって不幸感を軽減できるだろうとの期待をもとに何がいけないのかに焦点を当てるものではなく、直接、幸福感やウェルビーイングに的を絞ります。本書の最初の部分で、幸せの科学、ウェルビーイング、ポジティブ感情について知っておくべきことを説明します。セルフヘルプ方略は、ポジティブサイコロジーの主要技法の一つ「味わう」を取り上げた第4章から始まって最終章まで

続きます。各章には、方略についての推薦図書として、ポジティブサイコロジーの重要なテキストの紹介もあります。

ツールの目的は何か

- ◆ 自然に気分を上げる。
- ◆ うつ病にならないようにする。
- ◆ 軽度のうつ病や慢性的な気分の落ち込みを克服する。
- ◆ 幸福感やウェルビーイングを増す。
- ◆ うつ病治療の補完策として。
- ◆ うつ病の再発を防ぐ。
- ◆ 大うつ病の残存症状を軽減する。

うつ病——第3の道

　うつ病は感情、思考、身体に影響を及ぼし、これら3つの側面の一つひとつが他の側面に影響します。うつ病は心、身体、気力の不調です。これを第2章以降で明らかにしていきます。感情的、認知的、身体的、社会的、人生の方向性のそれぞれのレベルでの方略を考えることで、うつ病の自己管理に取り組みましょう。

　うつ状態から幸福状態へと一足飛びに転換できると考えるのは非現実的でしょう。また、幸福は恒久不変ではありません。至福、高揚感、有頂天といった至高の感情は、うつ病ではなくても、一時的なものです。ここでの目標はそのような一時的な高揚感を追いかけるのではなく、むしろ内在するもの、つまり「持続する」レベルの充実感とも呼べるものを高めるという、より現実的な可能性に力を注ぐことです。これは持続可能性がはるかに高い幸福の形です。ですから、日常的に少し気分が良い状態でいられることを行うようにしてください。

うつ病に対するポジティブアプローチ 第1章

ユーザーガイド

「いつもやっていたことをやれば、いつも得ていたものを得る」という格言がコーチングにはあります。本書ではポジティビティの向上を基本とする、これまでとは異なる新しいうつ病へのアプローチを提案します。一部の人にとって、これは直感に反し極めて間接的であるように思えるかもしれません。問題がうつ病であるのに、なぜ幸せテクニックを使おうとするのかと。しかし、うつ病は自分の能力を過小評価し、自分を低位置の安全地帯にとどまらせるということを忘れないでください。ここでは何か違うことをやってみるのです。いつもと同じことをやっていれば、いつも同じものしか得られません。コーチングの他の指針の一つは、答えはクライエントであるあなた自身の中にあるということです。自分に何が奏功するのかについて最高のガイドはあなた自身ですから、自分の直感を信じてください。ある技法に魅力を感じると、その技法に固執しがちなものです。ポジティブサイコロジー技法をうつ病に用いるにあたっての他のヒントを以下に挙げてみます。

1.「発展思考」を適用する

あなたは固定思考をしていますか、それとも発展思考ですか。自分の能力を変えることはほぼ不可能だと思っていますか、それとも十分な努力と意欲があればたいていのことを今よりうまくやれると思っていますか。『マインドセット』[9]の著者である心理学者キャロル・ドゥエックによると、これらが私たちの行動を支配し、発達、成長する能力に影響を及ぼす2つの考え方なのです。

固定思考は、例えば、賢い、スポーツ好き、創造的、数字に強い、人との付き合いがうまいなど、自分は一連の素質を生まれながらに持っていて、このような能力はおおよそ生まれたときに決まっていると思うことです。ですから、関係が破綻したときなど何かがうまくいかないと、自分が思っていたほどうまく人間関係が持てない証ととらえ、自信の喪失につながります。固定思考をする人は自分の能力を伸ばす努力をあまりせず、（自分の基準で）目標に達しないと、努力することを止めて落ち込む傾向があります。

発展思考はスタート地点が異なり、人には適応力があり大きな成長、発達の可能性があると考えます。十分な動機づけ、努力、集中力があれば、ほぼどのようなこともうまくできるようになると考えます。発展思考をする人は、失敗をあまり個人的なものだと受け止めず、次回うまくできるようになるためのフィードバックだと考えます。柔軟に対応し、ゴールに到達するために別のルートをたどろうとすることも多いようです。彼らは諦めず、学び成長します。
　ポジティブサイコロジーでは、物事は固定しているというより柔軟性があるもので、人は楽観主義を身につけ、幸せになる能力を育み、強みを発展させることができるという信念のもと、「発展思考」を用います。技法を試してみる際には「発展思考」を適用しましょう。やってみて、1回目でうまくいかないときには、柔軟に対応するためのフィードバックだということを思い出してください。そして、違うアプローチを試してみたり、後でもう一度やってみたりしましょう。

2. 1日に1つだけ
　うつ病はひどくエネルギーを消耗するもので、何かをしようという意欲を出すことがとても難しいものです。ですから、私は、ほんの少しずつ考え、1日にたった1つ小さなことをやることを目指し、正しい方向に少しだけ進むことを勧めます。自分に優しくしましょう。もちろん、それ以上やってもいいのですが、長続きしないことがわかっても自分を責めないでください。小さく考えてください。

3. 自分を知りましょう
　落ち込んでいないときの自分を思い浮かべてください。普段はとても社交的であれば、人との関係を育むことや、社会活動に携わることに力を注ぐのもいいでしょう。人によっては変化が生活のスパイスです。ですから、飽きやすいのであれば、生き生きとした生活を送ったり、自分に合った生活を送るため、技法に自分なりの工夫を凝らしてみてください。

4. 新しいことに挑戦してみましょう

何か新しいことを試してみるのもいいでしょう。範囲を広げ、自分の安全地帯から足を踏み出してみましょう。

- 「頭で考えすぎる」のであれば、「活力」(第10章)の身体的方略の1つを試してみてください。
- 分析しすぎる傾向があるなら、「ポジティブ感情」(第3章)の技法の1つを試してみてください。
- 感情のコントロールができない場合には、「ポジティブな方向」(第12章)のエクササイズを見て、現実的なものに注意を向けてみてください。
- よく考えず、すぐに行動に移しがちな性分であれば、「楽観主義を学ぶ」(第7章)にあるように、落ち着いて行動し、自分の思考習慣を見直してみてはどうでしょう。

5. 粘り強さと忍耐

これらの技法の中には、人生の良いことに気づき、悪いほうに注意を向けさせる脳のネガティビティバイアスに打ち勝てるように心のトレーニングをすることで効果があるものもあります。それには粘り強さと忍耐を必要とし、習慣づけるには21日間繰り返す必要があります。しかし、調光スイッチのように徐々に灯りがつき、幸せ感とポジティブ感情が大きくなります。

それでは、楽しい旅を！

第2章
幸福感に関するポジティブサイコロジーの話

★

　ポジティブサイコロジーの技法そのものについて詳しく見る前に、幸せを研究する学問としてのポジティブサイコロジーと、そこから生まれた理論の一部についてお話ししたいと思います。あなたのウェルビーイングに欠けているかもしれないものは何か、この話からいくつかヒントが得られるでしょう。心理学は、20世紀の前半には精神疾患の治療、高い才能の育成、人々の生活の改善という3つの幅広い目標を持っていました。ところが、第2次世界大戦のトラウマの後、この学問は目標範囲を精神疾患の識別と治療へと縮小してしまいました。これによって、精神疾患による苦しみを軽減するという面では大きく進歩しましたが、その結果、生活のポジティブな面（繁栄するには何が必要かの研究など）が研究領域から取り残されてしまいました。その代わり、心理学はそれまで以上に人を自分自身の内面に生じる病的衝動、脳の損傷、あるいは外的ストレッサーの受動的被害者と考えるようになりました。こうして残ったのはバランスの崩れた学問で、研究のほとんどが人の欠点や弱点に焦点を当て、強みよりも短所を強調するというネガティブな心理学になってしまっていました。

　ポジティブサイコロジーは、1990年代後半に、研究領域のバランスを取り戻し、気分が良くなり健全に機能できるようになるには何が必要かなどの問いに科学的手法を適用しようとする試みとして生まれた新分野の学問です。こうして、ウェルビーイングの領域で、幸福感、ポジティブ感情、強み、楽観主義、希望、フロー、マインドフルネス、愛、知恵、勇気、創造性、本来感、意欲、

第2章 幸福感に関するポジティブサイコロジーの話

目標などの研究が多数行われるようになりました。ポジティブサイコロジーはその前身である人間性心理学を礎としています。人間性心理学は、ポジティブサイコロジーと同様、人の欠点を中心に据えるアプローチを避け、潜在的可能性、成長、充足感、自己実現に焦点を当てるものでした。ポジティブと銘打ってはいますが、だからと言ってウェルビーイングの科学がネガティブなことを扱わないとか、人生の困難な面を無視したり否定したりするわけではありません。事実、この科学の一領域に、心的外傷後成長があります。これは、人生の重大な危機と、心が打ち砕かれるような出来事から思いがけず得られる利得のことです。ネガティブなことへのポジティブサイコロジーの主な取り組み方は、ポジティブな対処法を探し、例えばレジリエンス（人生のつらい時期から立ち直り、逆境で成長する方法）といった領域を探究することです。

　心理学のこの分野は、『学習された楽観主義』[邦題『オプティミストはなぜ成功するか』]、『真の幸せ』[邦題『世界でひとつだけの幸せ』]の著者マーティン・セリグマン教授が、「フロー」の概念を世に知らしめたミハイ・チクセントミハイ教授と共に創設したものです。セリグマン自身のキャリアは、心理学がネガティブを研究する学問からポジティブを研究する学問へと移行したのと平行して、「学習性無力感」から「学習性楽観主義」へと移りました。ポジティブサイコロジーの中心にあるのは「主観的ウェルビーイング」の研究です。「主観的ウェルビーイング」とは、幸福感を意味する学術用語で、自己評価した自分自身のウェルビーイングを表すものです。今日、幸せの構造、幸せとは何か、幸せを実現する方法についての理解は以前よりずっと進んでいます。科学者によって数多くの公式が考え出されており、その一部について以下で論じます。あなたをうつ病へと引き込む下降スパイラルに何が関与しているかについてのヒントも研究から得られるでしょう。でも、まずは、耳寄りな話から始めましょう。

40％方程式

　あなたの幸福感の40％もがあなた自身の意思による直接コントロール下にあり、携わる活動や人生観でその割合を増やすことができます[1]。人生でこれ

までに配られたカードに関係なく、自分の幸福感レベルを変えるためにあなたができることがたくさんあるのです。

$$H＝S＋C＋V\ ^{2)}$$

- ◆ H＝幸福感 (Happiness)：あなたの永続的な幸福感のレベルです。歓喜のような束の間のポジティブ感情というより、持続する充実感レベルと考えてください。
- ◆ S＝設定範囲 (Set range)：あなたの幸福感の設定範囲です。これはあなたの遺伝子で決まり、幸福感のおよそ50％を占めます。あなたの人生経験が大いにポジティブなものであってもネガティブなものであっても、いずれは設定範囲に戻ることになります。
- ◆ C＝状況 (Circumstances)、状態 (Conditions)：あなたの状況あるいは人生の状態のことです。これはあなたの幸福感のわずか10％で、おそらくあなたの想像を下回っているでしょう。例えば、より良い仕事に就くとか新しい家へ引っ越すなど、状況を変えてもあなたの幸福度にはさほど影響はないでしょう。
- ◆ V＝自由意思によるコントロール (Voluntary control)：あなたの自由意思によるコントロールのもとにある部分で、幸福感の40％前後を占めます。つまり、本書で紹介するポジティブサイコロジー技法などの自発的な行動に携わることで、幸福感の半分近くに影響を与えることができるのです。

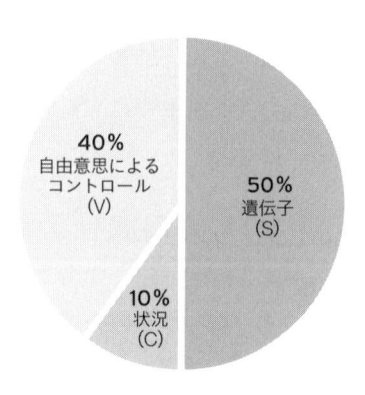

第2章 幸福感に関するポジティブサイコロジーの話

● 幸せとは……

マーティン・セリグマンは、真の幸せに至る3つの主な道筋を明らかにしています[3]。この3つの道筋は自分の幸せを探す場所がどこかを、また、もしバランスを欠いているものがあるとすればそれが何かを理解する助けになるでしょう。

- **快楽**：良い気分にさせる要素、楽しみ、ポジティブな感情やエネルギーのことです。
- **エンゲージメント**：人生、仕事、人、活動との関わり方の深さのことで、「フロー」を指します（「フロー」については後述）。
- **意味**：あなたの人生に意味や目的を与えるもののことです。

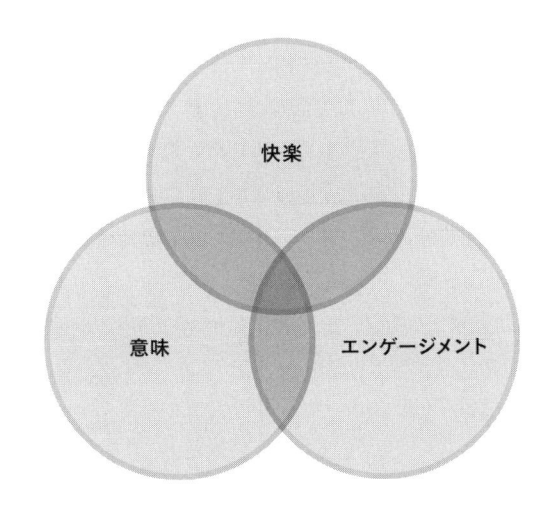

PERMA[4]

幸せの快楽－エンゲージメント－意味モデルは2011年にPERMAにアップグレードされました。これは幸福感よりも広範なウェルビーイングの理論です。ウェルビーイングに至る道筋の一つひとつを本書で取り上げます。

- ポジティブ感情（Positive emotion）
- エンゲージメント（Engagement）
- 人間関係（Relationship）
- 意味（Meaning）
- 達成（Achievement）

$$\text{SWB（主観的ウェルビーイング）} = \text{SWL} + \text{高PA} + \text{低NA}$$ [5]

この主観的ウェルビーイングの方程式は、幸せについてあなたがどう考えているか（認知的）と、あなたがどう感じているか（感情的）を組み合わせたものです。

- SWL：「人生への満足度（Satisfaction with Life）」の略です。自分の理想とする人生に照らして今の人生を評価するものです。現在と理想の間に相違があるなら、あなたの人生の満足度は低いということです。
- PA（高）：「ポジティブ感情（Positive Affect）」の略で、あなたの経験したポジティブ感情を指します。ポジティブ感情の強度ではなく経験回数のことです。
- NA（低）：反対に、「ネガティブ感情（Negative Affect）」の略で、あなたが経験したネガティブ感情の総和のことです。主観的ウェルビーイングにはポジティブ感情の量がネガティブ感情を上回る必要があります。

心理的ウェルビーイング [6]

このウェルビーイングモデルには6つの要素があります。全カテゴリーにチェックマークが入るならば、あなたは心理的ウェルビーイングを経験中だと思われます。低い領域があれば、それはどこに焦点を合わせるべきかの手がかりとなります。

- ◆ 自己受容：自分自身をありのままに受け入れる。
- ◆ ポジティブな人間関係：他者と良質な関係が持てている。
- ◆ 人生の目的：人生に意味ある目標や方向がある。
- ◆ 自己の成長：継続的成長や自己啓発を促進している。
- ◆ 自律：思考や行動を自分がコントロールしている感覚がある。
- ◆ 周囲の支配：自分の生活や周囲をうまく管理している。

フロー[7]

　フローは別のタイプの幸福感で、楽しい活動に浸り切って、時が経つのを忘れるほど没頭している状態です。今自分がやっていることに、その瞬間あるいはゾーンに入って完全に集中していることです。また、フローがもたらす快感を味わうのは、概してそれを経験している最中よりむしろその後です。プロセスそのものには時に感情を伴わない場合があります。フローが何をきっかけとして起きるかは人によってまったく違い、個人的興味（興味の対象が創造的、スポーツ、仕事、教育、スピリチュアルのいずれであろうと）に関係していることが多いものです。読書、ダンス、ガーデニング、音楽づくり、ジョギング、料理はフローを誘発するとよく言われます。私の友人は孫の鉄道模型で遊んでいるときにフロー状態になるそうです。

自己決定理論[8]

　この方程式は、ウェルビーイングには3つの基本的ニーズが満たされなければならないことを示しています。

- ◆ **自律**：自分がすることをコントロールしている感覚がある。
- ◆ **有能感**：自分がすることに自信がある。
- ◆ **つながり**：親密で確かな人との結びつきがある。

短く高い幸福感か、それとも持続可能な幸福感か

ここまで読み進んでお気づきでしょうが、(ありがたいことに) 幸せやウェルビーイングの形は1つではありませんし、そこに至るルートもたくさんあります。ウェルビーイングは2つの種類に分けることができます。

- ◆ ヘドニックウェルビーイング：すぐに認識できる形の幸せです。例えば、愛といった快楽やポジティブ感情から生じる幸福感の「高み」です。強烈な形の幸せで、陽気な気分と強く結びついています。
- ◆ ユーダイモニックウェルビーイング (176ページ参照)：幸せの2つ目の形です。もとになっているのは古代ギリシャ語の「daimon (ダイモン)」で、あなたの本質を意味します。ベストの状態にあるとき、潜在能力を発揮しているときのあなたの状態のことです。あなたの人生に意味を持たせるものに結びついており、より深い、より持続的な形のウェルビーイングです。

幸せなバランス

どちらの形の幸せが自分に合っているか、あるいは自分にとってより好ましいかを見分けることは有用です。セリグマンの示した真の幸せへの3つの道筋を考えてみましょう。快楽はヘドニックなタイプの幸せで、短期的に高い幸福感を生みます。この幸福感は濃密ですがすぐに消えてしまいます。その理由は、私たちには「快楽のトレッドミル (踏み車) 現象」があるからです。快楽を与えてくれるものに慣れて、それがあるのが当たり前と思うようになります。すると、それほど大した快楽ではなくなってしまいます。例えば、2回目に食べるバニラカップケーキは初めて食べたときほど美味しく感じません。新車もしばらくすれば、購入して初めて運転して帰宅したときのようなわくわくした気持ちにはさせてくれません。これに対して、「エンゲージメント」と「意味」はと

もにユーダイモニックなタイプのウェルビーイングです。良い気分になる頻度はヘドニックなタイプより少ないのですが、魅力のある有意義な活動は長期にわたりより大きな人生への満足感をもたらします。

あなたの人生マップ

　自分自身の生活の中で、「快楽」「エンゲージメント」「意味」のバランスがどうなっているか調べてみましょう。例えば直近の24時間とか先週1週間など、期間を選んでください。時間をどう使ったでしょうか。自分の活動を思い出して、次ページの表の左端のコラムに書き出しましょう。その上で、活動が「快楽」「エンゲージメント（フロー）」「意味」のどれかに分類できるとすれば、どれに該当するか判断してください。

　自分に次の問いを投げかけてください。

- ◆ 3つの主要コラムのバランスはどのような具合でしょうか。
- ◆ そのバランスはあなたが望ましいと思うバランスですか。
- ◆ 各コラムについて、費やす時間を増やすべきですか、減らすべきですか、今のままとすべきですか。
- ◆ バランスを良くするために、どのような3つの行動がとれますか。

　これをすることによって、あなたの生活のバランスが、短期ではあっても高いヘドニックウェルビーイングに向かっているのか、それともより深い充足感が得られるユーダイモニックウェルビーイングへ向かっているのか、またそれが自分に適しているかどうかが何となくわかるようになるでしょう。

活動	幸せのタイプ			
	快楽	エンゲージメント（フロー）	意味	どれにも該当しない

幸せについての事実と虚構

個人的満足の探求を押しとどめる可能性がある伝説があります。幸せの追求

幸福感に関するポジティブサイコロジーの話　第2章

の話をしている間に、そのいくつかを打ち壊しましょう。次に述べるのは、私たちを幸せにするものとしないものについて科学が教えてくれることです。

私たちを幸せにするでしょうか?	事実	虚構
富		✗ 生活の必需品を十分賄える金銭を手に入れてしまえば、金銭はウェルビーイングにさほど影響しなくなります。
愛とつながり	✓ 人間関係と社会との活発なつながりは幸せの大きな源泉です。	
教育		✗ 教育レベルは幸せにはほとんど影響しません。
仕事	✓ 魅力ある仕事と仕事から得られる満足感は重要です。	
若さ		✗ 幸せは加齢とともに減少するものではありません。40代半ば頃に落ち込む時期がありますが、その後また上昇します。
身体的ウェルビーイング	✓ 睡眠、運動、食事はあなたの気分に影響を及ぼします。	
美しさ		✗ 外見が魅力的であるからといって幸福度が高いとは言えません。
精神性	✓ 何らかの宗教的活動に携わることは有用です。	
陽光に恵まれた土地に住んでいる		✗ 日照と暖かな気温はあなたの幸福感にほんのわずかしか影響しません。
健康	✓ 自分の健康状態をどう思うかは影響があります……	✗ ……ですが、重病の場合を除き、実際の健康状態は幸福感のレベルとはほとんど関係ありません。
子ども	✓ 子どもがいることはあなたの人生に意味を与えます……	✗ ……しかし、特に幼児期や10代の子どもについては、子どもがいることがあなたを幸せにするものではありません。

幸せ追求についての追記

　このような望ましい目標（幸せはアメリカ合衆国憲法に人権として、うたわれています）ではありますが、幸せを追求することは偶然に頼るものです。幸せは手に入ったり消えたりするものなので、幸せを直接の目標にすると裏目に出やすいと、私は自分の経験から気づきました。ジョン・レノンの言葉で言い換えると、幸せは他の計画を立てるのに忙しくしているうちに生じるもののようです。幸せは自分の全体的なウェルビーイングを引き上げようとする努力の副産物と考えるのが最も良いでしょう。幸せそのものを目標として設定すると、非現実的な高さに基準を置きがちで、その高さに到達できずに、あるいはその高さにとどまることができずに落胆することが多いことを示唆するエビデンスがあります[9]。目標を低めに設定する、つまり、高いレベルの幸福感を求めるよりも充足感を狙うほうがずっと良いのです。ポジティブサイコロジーのモデルの多くが示すように、幸せは良い気分になることだけではなく、もっとたくさんのことがあります。ポジティブな瞬間が生じたら、その瞬間と十分向き合い味わいましょう。でも、自分が以前より幸せだと感じているかどうか厳しく分析するのは止めましょう。幸福感のレベルを上げることについては軽く触れるにとどめ、ピークは束の間であることを忘れないでください。ピークをその瞬間は楽しんでください、しかし、それに固執してはいけません。幸せの追求は、快楽の追求よりもずっと幅広いものだということを覚えておきましょう。人生に意味、目的、エンゲージメントをもたらす活動はたくさんあるのです。

　次の章では、うつ病からの回復に主要な役割を果たすものの一つであるポジティブな感情を取り上げ、その後の章で、ポジティブな感情を高める技法を検討します。

幸福感に関するポジティブサイコロジーの話　第2章

> 参考資料

Seligman, M.E.P. (2003). *Authentic Happiness*. London: Nicholas Brealey Publishing.［小林裕子訳（2004）．世界でひとつだけの幸せ．アスペクト］

Seligman, M.E.P. (2011). *Flourish*. London: Nicholas Brealey Publishing.［宇野カオリ訳（2014）．ポジティブ心理学の挑戦．ディスカヴァー・トゥエンティワン］

Csikszentmihalyi, M. (1990). *Flow*. New York: Harper and Row.［今村浩明訳（1996）．フロー体験．世界思想社］

Lyubomirsky, S. (2007). *The HOW of Happiness*. London: Sphere.［金井真弓訳（2012）．幸せがずっと続く12の行動習慣．日本実業出版社］

Boniwell, I. (2006). *Positive Psychology in a Nutshell*. London: PWBC.［永島沙友里ほか訳（2015）．ポジティブ心理学が1冊でわかる本．国書刊行会］

The Happiness Training Plan CD by Dr. Chris Johnstone & Miriam Akhtar　www.happinesstrainingplan.com

Positive Psychology News Daily　www.positivepsychologynews.com

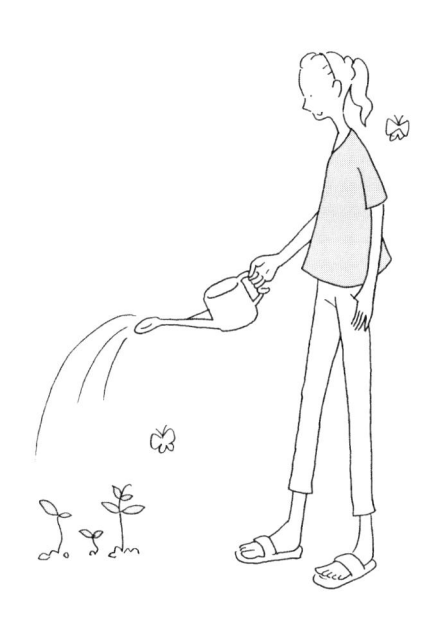

Positive Psychology (UK)　www.positivepsychology.org.uk

第3章
ポジティブ感情
ウェルビーイングへの上昇スパイラル

★

- **ポジティブ感情とはどういうことでしょう**：ポジティブ感情はうつに対しポジティブなアプローチをとるための鍵です。
- **言い換えれば**：ポジティブ感情は心地よいばかりでなく、私たちのためになるのです。
- **やってみましょう**：自然に気分を高揚させ、幸福感、レジリエンス、ウェルビーイングを引き上げるために。

> 喜び、愛、畏敬、インスピレーション、わくわく感、恍惚感、至福、愉快、創造性、感謝、充実感、平穏、安らぎ、満足感、平安、希望、信頼……

　ああ、ポジティブ感情の喜びといったら……その感情が起きると、それはうれしいものです。ですが、うつ状態にいるときはこの感情に気づきにくいのです。ポジティブ感情は、誰かとの愛情豊かな結びつきから起こるかもしれませんし、平安と満足感を感じる静かなスペースにいて、新しいアイデアにインスピレーションを得たときや自然の美しさに畏敬の念を抱いたときに湧き起こるかもしれません。ポジティブ感情は束の間のことかもしれませんが、その心地よい感覚はウェルビーイングやうつからの回復に重要な役割を果たします。ポジティブ感情には瞬間的な喜びに勝るパワーがあります。ポジティブサイコロジーにおける主要な発見の一つは、ポジティブ感情が心地よいばかりではなく、私たちのためにもなるということです。私たちの気分を良くし、逆境から

第3章 ポジティブ感情――ウェルビーイングへの上昇スパイラル

の立ち直りを助け、うつに向かう下降スパイラルを妨げる感情的ウェルビーイングの上昇スパイラルにアクセスしやすくします。また、生活のストレスに抵抗できるよう私たちを支えてもくれます。

　ポジティブ感情は、うつに対するポジティブサイコロジーアプローチの鍵を握っています。私自身、うつから抜け出す旅でこれがどれだけ功を奏するか体験しました。何年間もセラピーでネガティブ感情を探りました。私の不幸せな部分を深く掘り下げ、毎回傷口を開き直し、過去の痛手を心の前面に持ってくるというやり方でした。逆のルート、つまり、ポジティブ感情を高める道を進むことで、ようやく立ち直り、うつから抜け出し始めました。ポジティブ感情を構築する数々の技法を第4章以降に紹介しています。

感情の役割

　感情は人間であることの一部であり、人間性の複雑さを反映しています。悲しみを伴った歓喜など、ポジティブ感情とネガティブ感情を同時に経験することもあります。感情はどちらかというと一時的なもので、何か具体的な対象に意識が集中する傾向があります。それに対して、気分はより長続きし、何かの結果というよりもっと漠然としたものです。

　私たちの感情は、最も単純な形ではシグナルの働きをします。恐怖や怒りなどのネガティブ感情は、何かがおかしいので対処が必要であると知らせ、ポジティブ感情は何か良いことが起きていて、希望や目標に向かって軌道に乗っていると教えてくれます。

　ネガティブ感情は、危険に対し私たちの注意を喚起し、対処しなければならない（それも急を要する）問題があると警告を発します。こうして、私たちを具体的行動へと促します。これらの感情は、私たちの先祖の生存本能を活性化して、進化に役立ちました。怒りは攻撃に、恐怖は避難につながります。有史以前の家族は、大型哺乳動物が自分たちに向かって突進してくる状況に遭遇すると恐怖を覚え、その恐怖が逃走を促したことでしょう。今日でも同じことが言えます。猛スピードであなたに向かってくる暴走車に遭遇したら、恐怖に駆り立て

43

られて車をよける行動をとるでしょう。ネガティブ感情は、私たちの思考を狭めます。それにより私たちはウェルビーイングへの差し迫った脅威に対応することができるのです。ネガティブ感情は強烈なものです。

　フランスに留学してカフェの上の部屋に引っ越した日のことは忘れられません。隣人が親切でそのあたりを案内してくれました。その夜遅く、ドアをノックする音がしたので開けてみると、恐ろしいことにその隣人が真っ裸で立っていたのです。極度の恐怖に駆られて、重い衣装ダンスを何とか動かしドアが開けられないようにしました。翌朝カフェのオーナーが着いて階下の店を開ける音を聞くまで、一晩中震えて過ごしました。それから衣装ダンスを動かそうとしたのですが、そのとき初めてそのタンスを動かすのが非常に難しいことに気づきました。前夜は恐怖の感情によって、衣装ダンスが自分の盾となり得ることに気づく冷静沈着さと、それを瞬時に動かす力が与えられたのでした。これは、ネガティブ感情がいかに私たちの役に立つかを示す好例です。ネガティブ感情は、私たちの思考－行動のレパートリーを、身を脅かす状況で生き延びるのに最も適したものに絞るのです。

　差し迫った脅威が関与しない場合であっても、恐怖や不安のようなネガティブ感情は、概してポジティブ感情よりもずっと「騒々しい」経験です。また、ネガティブ感情は長く続き、あなたにつきまとって気を重くさせます。一方、ポジティブ感情はずっと軽く、束の間の経験です。これまでの心理学のリサーチのほとんどはネガティブ感情の研究が中心でしたので、これら短命でポジティブな経験の目的についてはあまりわかっていませんでした。それはバーバラ・フレドリクソンがポジティブ感情の世界の第一線級の研究者として出現するまで続きました。

ポジティブ感情はどうあなたに役立つのか

　バーバラ・フレドリクソンは、ポジティブ感情を経験することには、短命な良い気分をはるかにしのぐ利点があることを発見しました。ポジティビティの効果はかすかではありますが、実体があるものです。ポジティブ感情は私たち

ポジティブ感情──ウェルビーイングへの上昇スパイラル | 第3章

の心と思考を開かせます。私たちを育むのです。ネガティブ感情が私たちの思考を狭め集中させるのに対して、ポジティブ感情は私たちの思考を広げ、徐々に蓄積して、私たちのウェルビーイングを支える多数のリソースを構築します。フレドリクソンはこれをポジティブ感情の拡張－形成理論と名づけました[1]。

ポジティブ感情

過去	現在	未来
充実感	愛	希望
満足感	畏敬	楽観主義
充足感	喜び	信条
誇り	至福	信頼
安らぎ	恍惚感	
感謝	インスピレーション	
	平穏	
	平安	
	快楽	
	好奇心	
	興味	
	わくわく感	
	愉快	
	解放	
	創造性	

❀ 心を広げる

ポジティブ感情は私たちの思考、つまり私たちの注意対象の範囲を広げ、広範な活動へと促します。ポジティブ感情は私たちを、大局をとらえることができる心の広い、創造的で、柔軟な発想の人間にします。新しいアイデアを作り出したいなら、あるいは独創的な答えを見つけたいなら、解決策に向かって進

むようにストレスをかけるよりも気分が良くなることをするほうがうまくいくかもしれません。ポジティブ感情は私たちの思考－行動のレパートリーを拡大するのです。

- 喜び：遊びたい、限界を押し広げたい、創造的になりたいという気持ちをもたらします。
- 興味：新しい情報を見つけ出したい、世界を探求したい、自己を広げたいという欲求を生み出します。
- 充実感：新しい視点を味わい楽しむよう、またこれを自分の世界に組み入れるよう促します。
- 誇り：大きな視野で考えさせます。
- 高揚：向上心を呼び起こします。
- 愛：あなたに人と分かち合い、共に探求したいと思わせます。そして、上記全部を含みます。

リソースを形成する

ポジティブ感情は、継続的な贈り物です。ポジティブ感情自体は短命ですが、累積することで、長続きして他のときに利用可能な自分のリソースを作ります。

- 心理的リソース：ポジティブ感情は楽観主義とレジリエンスを育むのに役立ちます。また、あなたのアイデンティティの意識を形作り、目標を追求しようという意欲を促しもします。
- 知的リソース：ポジティブ感情は問題解決スキルを高め、新しい情報の習得に役立ちます。
- 社会的リソース：ポジティブ感情は新たな人間関係を作るのに役立ち、今ある関係の絆を強固なものにします。
- 身体的リソース：ポジティブ感情は身体的協調、体力、心臓血管系の健康の増進に役立ちます。

第3章　ポジティブ感情──ウェルビーイングへの上昇スパイラル

　身体的リソースの構築など、ポジティブ感情の恩恵のいくつかを聞いて、あなたは驚くかもしれません。ですが、例えば、好奇心を持てば、自分の周りの世界を探求する傾向が強くなります。これが身体的活動のきっかけとなり、結果的に筋肉や健康などが増強することになるのです。

● ネガティブ感情からの回復を加速させる

　あなたがストレスを抱えているなら、ポジティブ感情は特に重要です。血圧の上昇や心拍数の増加などネガティビティが身体に及ぼす悪影響をポジティブ感情がいかにして解消させることができるか、そして平衡状態であるホメオスタシスへの復帰を助けるかが実験により明らかになりました。例えば、充実感や愉快な気持ちは、ストレスからの身体的回復を加速させます。バーバラ・フレドリクソンはこれをあなたの「隠れたリセットボタン」と呼んでいます。ストレスに直面して心臓の鼓動が強まるのを阻止することはできませんが、ポジティビティはこれら心臓血管系の反応を制御し、穏やかな心臓の動きを取り戻すのに役立つでしょう[2]。フレドリクソンは実験で、安らぎや愉快な気持ちといったポジティブ感情を呼び起こさせる映像を見せました。見た人は、ネガティブな映像や中立的な映像を見せられたときよりもネガティビティの影響から早く回復したのです。これは、あなたがネガティビティを体験したときに簡単に使えます。例えば、コメディーを見るとか、何か気持ちが落ち着くあるいは元気が出る音楽を聞くなどです。

　ポジティブ感情はあなたをうつから守り、うつの再発を防止することができます。ポジティビティを多く経験すればするほど、困難に対処する能力が高まります。これは、ポジティビティにより考え方が広くなり、それによって問題の解決策により多く気づくことができるようになるからです。ポジティビティはあなたのレジリエンスを構築します。まるで、貯水池をポジティブ感情で満たしているようなものです。水位が上がるほど、困難という岩にぶつからずに、それを乗り越えて航行できる可能性が高くなります。ポジティブ感情が嵐を和らげてくれるので、あなたは危機を乗り越えやすくなるのです。（第8章参照。）

ポジティビティ比──ポジティブ感情：ネガティブ感情＝３：１

　ポジティビティ比はウェルビーイングの理論から明らかになった最も重要な発見の一つであり、クライエントを観察しての私の体験から言っても、ポジティブサイコロジーのコーチングを成功させる特別な要素であると言えます。この理論を科学的に説明すると、以下のようになります。

　ポジティブ感情をネガティブ感情よりも多く、ネガティブ感情1に対してポジティブ感情3の割合で経験すると、成長の上昇スパイラルに入ることができます。この発展スパイラルが、ポジティブな変化と繁栄につながる高いウェルビーイングの位置へあなたを引き上げます。上昇スパイラルは、新しい知識、新しいスキル、新しい人々、新しい生き方へとあなたの視野を広げ、心を開かせ、その結果、自己変革に至らせることもあります[3]。

　それは、憂うつなネガティブ感情の経験1に対し気分が高揚するポジティブ感情の経験3の割合ということです。このポジティブ感情：ネガティブ感情の比率3：1は繁栄状態（3：1より上）と沈滞状態（3：1より下）を分ける転換点です。沈滞とはポジティブ感情が欠如し、潜在能力を発揮してもおらず、目標も実現していない状態です。これに対して、繁栄は人生についてポジティブな気持ちを持ち、願望をうまくかなえられている状態を言います。うつ状態にあるときのポジティビティ比は通常1：1未満です[4]。

　これは、うつへ向かう下降スパイラルを食い止め、幸福感とより高いウェルビーイングへ向かう上昇スパイラルを始めさせる鍵を握る知識です。ポジティビティ比の転換点を超える高いウェルビーイングへ向かう軌道に乗るには、ネガティブな感情を1回経験するごとに、ポジティブな感情を平均3回経験してネガティビティを補う必要があります。

　私自身、クライエントをコーチングしていてポジティビティ比が機能しているのを何度も見ました。クライエントの気分が良くなりポジティビティ比が上がり出すにつれて、彼らの人生がうまくいき始めます。気分が良く、関わるすべてがうまくいっている感じがした魔法の時を、あなたも経験した覚えがあるかもしれません。幸福感と成功には関係があることは自明のことです。幸福感

ポジティブ感情──ウェルビーイングへの上昇スパイラル 第3章

は成功の結果ですが、ポジティブ感情を頻繁に経験することも成功につながるようです[5]。このように幸福感が成功を導き、また逆に成功が幸福感をもたらすという良い循環があります。

前述の脆弱な若者たちを対象に行った研究 (16ページ参照) で、ポジティビティ比が変化につながるのを目の当たりにしました。ポジティビティ比に近づくにつれて、変化が内面にも外面にも生じ始めました。変化は彼らの外見的特徴に表れていました。活力が高まり、肌がきれいになり、身だしなみが良くなりました。内面が変化したのですが、外面的にも変化があり、仕事を見つけたり、良い生活の場を得たり、トレーニングコースに入れたりと生活が好転しました。

ポジティビティ比を機能させるには

簡単に言えばこういうことです。うつに向かう下降スパイラルを食い止める鍵は、ポジティブ感情対ネガティブ感情のポジティビティ比3：1を目指すことです。ポジティブ感情の経験をあなたはどうやって増やしますか。増やすには、こうしたデリケートなポジティブ経験の性質についてもう少し知ることが役に立ちます。

通常、ポジティブ感情は、私たちが行うことや、世界観、人生の出来事の解釈の仕方の結果として生じるものです。良いこと (自分の人生の問題点ではなく、うまくいっている点) に気づいたり、自分にとってポジティブな意味のある何かをしたりすると、ポジティブ感情が刺激されます。このときポジティビティを味わうことに集中し、「騒々しい」ネガティブ感情というライバルに対抗してポジティビティを大きく成長させる必要があります。

ポジティブ感情については、「うまくいくまでは、うまくいっているふりをしてはいけません」。ネガティビティを隠そうとポジティビティを装うと、身体にストレスを与える有害な欺瞞となります。あなたが目指しているのは現実に根差した嘘偽りのないポジティビティであって、無理に作ったものや、偽物、取るに足らないつまらないものではありません。本書の残りの部分、特にこの

先の数章には、ポジティビティ比に向かうために役立つ、エビデンスに基づく技法がたくさん載っています。第4章以降をウェルビーイングのためのポジティブ感情キットと考えてください。軽い気持ちで臨み、経験を受け入れ、結果については焦らずゆったりとした気持ちでいましょう。効果は微かでとらえにくいもので、時間をかけて形成されるものです。ポジティブ感情の階段を登ろうと考えているときに検討すべき実際的な事柄をいくつか次に挙げます。

- 「私の人生で今うまくいっているのは何だろうか？　満足できる何があるのだろうか？　ありがたいと思う何があるのだろうか？」と自分に尋ねてみましょう。
- 自分は何をするのが好きなのかを明確にし、その好きなことを今まで以上にやりましょう。あなたの心に太陽の光をもたらすのは何ですか？　あなたの足取りを弾ませるのは何ですか？　誰のそばにいたいですか？
- ポジティブな経験にその瞬間心から浸りましょう。その経験を分析してはいけません。（分析することは最も確実にその経験をつまらないものにする方法です。）
- 質よりも量が大事です。ポジティブ感情は束の間の経験です。その本質を受け入れ、過ぎゆくままにしましょう。そして、ポジティブ感情を経験できる回数を増やすことに専念しましょう。
- バランスを守りましょう。ポジティビティが多くなりすぎることもあります。ポジティビティ比はポジティブ感情対ネガティブ感情が11：1あたりになると機能しなくなりますので、ポジティブ感情の経験を増やそうと頑張りすぎてはいけません。
- また、ネガティブ感情は自然な反応ですので、これを追い払うことは無理ですし、ネガティブ感情を一掃することは望ましいことでもありません。ネガティブ感情にも機能があり、ポジティブ感情が生じたときにそのありがたさを真に理解することができるのは、ネガティブ感情との対比によるものです。

バーバラ・フレドリクソンは、自分を元気にするものを見つけ、その活動を

ポジティブ感情――ウェルビーイングへの上昇スパイラル 第3章

優先させることを勧めています。要は、遊び、愛し、楽しむ時間を優先させることです。私たちは時間に追われる時代を生きています。毎日24時間待機状態にいることを求められ、大人の遊ぶ時間はますます少なくなっています。ですが、ポジティブ感情を引き出すことの恩恵を考えると、しかもとりわけこれが繁栄に至る道でもあるとわかっているのですから、あなたが本当にやりたいと思うことに時間を費やす価値があるのではないでしょうか。

プレイリスト

　携帯音楽プレーヤーに好きな曲を集めてプレイリストを作るのと同じように、ポジティブ感情の経験頻度を上げるアイデアの一つは、楽しんでやれることのリストを作り、定期的にそのうちのいくつかをやると決めることです。レクリエーション活動は、楽しい時間を過ごす方法、何か新しいことに挑戦する方法で、人生の苦難を一時中断する方法でもあります。少なくとも1日に1回は、わずか15分間であっても何かをしましょう。それは必ずあなたが簡単にできることでなければなりません。ガーデニングやパブで開かれるクイズ競技のようなアクティブなレクリエーションのほうが、テレビを見るなど受け身の娯楽よりも満足感が得られ有意義です。忘れないでください、重要なのはポジティブ感情を経験する回数です。私が初めてプレイリストを作ったとき、公園の散歩、フレンチジャイブを踊る、友人と会う、香水ショップに行き素敵な香りをたくさん嗅ぐ、新しいカフェに行くなどがリストにありました。あなたが好きな活動のリストを作り、そのプレイリストの内のどれかを毎日行うように予定しましょう［次ページ参照］。

　最後に、生活を楽しんで良いのだという気持ちを起こさせる考え方を記して、この章を締めくくります。

ポジティブ感情を生み出す活動に力を注ぐことは、自分の未来に投資することであり、変革が実現できるよう自分自身を解放することです。

プレイリスト——私が楽しいと思うこと

1.

2.

3.

4.

5.

6.

Frisch (2006) [6]

推薦図書

Fredrickson, B.L. (2009). *Positivity*. New York: Crown Publishers.［高橋由紀子訳（2010）．ポジティブな人だけがうまくいく3：1の法則．日本実業出版社］

第4章
その瞬間を味わう

★

- **その瞬間を味わうとはどういうことでしょう**：味わうとは、生活の中のポジティブな体験に注意を向け、その体験の良さを認識し、豊かなものにする能力です[1]。
- **言い換えれば**：喜びを最大限に引き出すことです。
- **やってみましょう**：ポジティブなこと、幸福感、ポジティブ感情を高めるために。現在の喜びを増大させるために。マインドフルネスを補助するものとして、今やってみましょう。
- **これが気に入ったら、次のこともやってみましょう**：「感謝の態度」(第5章)、「瞑想」(第6章)。

　この章を書き始めたのは8月の明るく晴れた気持ちの良い朝です。お気に入りの朝食を用意します。よく熟れた甘く瑞々しい季節のベリーと新鮮な桃や杏を盛り合わせて、その上に**美味しくて体に良い**豆乳ヨーグルトとヘルシーなオート麦をかけます。これを庭に運び、背にお日様の暖かさを**ゆったりと楽しみ**、執筆の日をこんなふうに始められることを**ありがたく思い**ながらいただきます。時折筆を止めて、サクランボを摘みます。1本の小さな木にこんなにたくさん実がなることに**驚きながら**。豊かに実をつけるこの木を植えてくれたこの家の前の持ち主に**感謝**しています。例年はジャムにしていたのですが、今年は生のサクランボで焼き菓子を作っています。これまで作ったのはチェリーパイやチェリーとアーモンドのタル

ト。**素晴らしいことに**、このサクランボは美味しいばかりではなく、環境に優しく、フードマイレージがゼロなのです。次は、サクランボのクラフティを**作りたいと思っています**。このフランスのデザートを最後に食べたのは1980年代にフランスに住んでいたときでした。ある夏のこと、私はパリで映画の撮影の手伝いをしていました。気後れして昼食時になるとぶらりと1人で出ていたのですが、ある日ディレクターが私を探させて、ビストロで食事をしている撮影クルーの席に私を加えてくれました。みんなは私がいないことを残念に思い、どこへ行ったのだろうと思っていたのでした。昼食をしながら、**大切にされている**と感じ、みんなの友情の温かさに**浸りました**。そのときに食べたのがサクランボのクラフティでした。さて、庭に戻って、サクランボのクラフティのレシピをインターネットに載せてくれたブロガーに**感謝**。後で、四半世紀ぶりのクラフティをお腹いっぱい食べることにしましょう。**美味しそう！**

　この短い実話には、ポジティブ感情を築くプロセスである味わうことの特徴が数多く含まれています。味わうとは良いことを良いと認識すること。味わうということの通常の意味はご存じでしょう。何かの味を大いに楽しむことです。ポジティブサイコロジーでは、生活の中のポジティブな体験の良さを認識し、豊かなものにする能力のことを言います。ポジティブな体験を十分に味わい、目の前にある喜びを増大させることです。この話を**分かち合う**ことで、私は味わうことを最大限に増大させる方策の一つを使っているのです。

　味わうことは、美味しい食べ物以外にも多くのことに適用できます。入門用に思いつくものを列挙してみましょう。

- ◆ 風景、季節、夕日、虹など自然の美しさ。
- ◆ 大事な人と過ごす時間、友情の温かさと支援、幼い子どもの喜びと無邪気さ、年長者の英知、同僚の技量、見知らぬ他人の親切。
- ◆ 素晴らしい本、良い映画、優れたゲーム、元気が出るコンサート、感動を呼ぶ芸術作品、デザインが素晴らしい作品。
- ◆ ハグ、笑い、洗い立てのシーツや枕カバー、温かく心地よいお風呂など

その瞬間を味わう 第4章

といったささやかな快楽。
- 個人的な成功、祝い事、誕生日、卒業、結婚式、記念日など特別な日。

ほとんど何でも味わうことができます。味わうことはポジティブなことや楽しめることへの意識を強化して、「ネガティビティバイアス」に打ち勝つことができるようにします。私たちの脳は良いことより悪いこと、つまりポジティブなことよりネガティブなことに先に気づくようにできています。そのため、自分がやった課題のフィードバックを受けるときに、うまくやった部分を受け入れるよりも悪かったことに耳を傾けがちです。理科と地理でAの成績を取ったことよりも歴史でEを取ったことのほうに注意が向いてしまう傾向があります。味わうことはこのネガティビティバイアスに対抗する強力なツールで、ネガティブな感情に対する防御の役割を果たし、気分の落ち込みから立ち直るのに役立ちます。

うつ状態はほぼ逆の形の味わうことで、ネガティブなことへの意識が強化され、希望のない、燃えかすのような完全に灰色におおわれた人生を「味わっている」状態です。私のクライアントの1人が、「味わう」ということを初めて意識的に試みようと、近くの公園へ出かけたときに起きたいささか滑稽な出来事を紹介しましょう。自然の素晴らしい香りを味わい尽くすぞと心に決めて深く息を吸い込んだところ、彼女の鼻孔を襲ったのは犬の落とし物の臭いだったのです。

コツをつかみさえすれば、味わうことは、ポジティブサイコロジーの主要技法の一つとなり、人生の良いことに気づくようにあなたの心をトレーニングする重要なプロセスとなります。私がネガティブなことの多くをふるい分けて排除し、徐々にうつからの回復プロセスに入ることができたのは、ポジティブなことを味わう方法を身につけたからです。味わうプロセスには五感が重要な役割を果たします。

- **視覚**に訴えるものを好み、芸術作品や自然の美など何か美しいものを見て目を楽しませることから多くを得る人もいます。
- **聴覚**に訴えるものが好きで、素晴らしい音楽、聖歌隊の歌声、鳥のさえ

ずり、暖かく心地よい室内で窓を叩く雨音を聞いて楽しむ人もいます。
- **嗅覚**が優れている人は香りのある品物だけでなく、自然にあるかぐわしい香りにも敏感です。私はオーデコロンの香りを嗅ぐと、たちまち祖母と過ごした幸せな時代にタイムスリップします。
- **触覚**が好きな人は、ハグ、マッサージ、抱擁、気分が安らぐ温かなお風呂を楽しむでしょう。
- もちろん、**味覚**を楽しませてくれる美味しい食べ物もたくさんあります。私が好きなのは、サテのスパイスの効いた甘味、クリーミーなブリチーズ、熟したマンゴー、ラズベリータルト、ソーヴィニヨン・ブラン・ワインのすっきりした優雅な味わいなど、枚挙に暇がありません。さあ、あなたはどのようなものが良いでしょうか。

あなたは何を味わうのが楽しいですか。思い出すきっかけとなる五感を使ったリスト作りを始めましょう。好きな眺め、音、香り、触るものや味を書き留めてください。五感で味わうリストに入れられそうなもののアイデアをいくつか以下に挙げてみます。

眺めを味わう：自然、夜明け、夕日、季節による色の移ろい、花々、高い木々、浜辺の小石、美しい芸術作品、様々な形で自然や品物に表れるあなたの好きな色、カラフルなモザイクやステンドグラスを使った万華鏡、正面がパステル調の色の家。

音を味わう：音楽、お気に入りのラジオ番組、海、雨音、鳥のさえずり、ベル、笑い声、耳に心地よい言葉。

香りを味わう：花々、草、香水やボディーローション、日焼けオイル、香り付きキャンドル、エッセンシャルオイル、パンやお菓子の焼ける香り、バーベキュー。

感触を味わう：草の上を裸足で歩くこと、マッサージ、ペットの毛、ひんやりした大理石タイル、肌に浴びる太陽の光、フワフワしたカバーのついた湯たんぽ。

味を味わう：好きな食べ物。

第4章 その瞬間を味わう

さあ、あなたの番ですよ。

....
....
....
....
....
....
....

味わう方法

　味わうというのは、あなたが行うことで、最終目標ではなくてプロセスです。それは目的地ではなく旅だと考えましょう。味わう能力を磨けば磨くほど、ポジティブ感情が育まれ、良いことが起きたときにその良さを認識する能力が高まります。味わうには注意を向けることが必要ですが、実践を重ねるにつれて、意識しなくても自然にできるようになります。味わうことには、以下に述べる4つの重要なステップの他に、注意が1つあります。それは、リラックスしてプロセスを楽しむということです。正しくできているかどうかにこだわってはいけません。

- ペースを落として、体験を広げる。
- 全神経を集中させる。
- 五感を総動員する。
- 楽しみをもたらすものについて思いをめぐらす。

最初の一歩が極めて重要です。幸福感と健康は概して生活のペースを落とすにつれて増大します。ゆっくりしたペースにすることは、処理速度の迅速化やインスタントメッセージ通信、ファーストフードなどに象徴される21世紀の慌ただしい風潮には合いませんが、ポジティブな体験の楽しみを最大限にしたい場合は、ゆっくりすることが肝要なのです。

　ワークショップに私はフルーツ入りトリュフチョコレートを持って行き、味わってもらいます。いつもの2倍の時間をかけて2倍集中してイチゴを食べると、それはずっと楽しい体験となります。五感を使って、イチゴの鮮やかな赤色、さわやかな香り、噛むごとに変化する食感、そして甘い味に注意を向けましょう。

　スローライフ運動は味わうことをまさに具現化するもので、喜びを十分に認識するために生活のペースをゆっくりにする文化的変革です[2]。最もよく知られているのは**スローフード**です。これは、時間をかけて食べ物をよく味わうとともに、友人との食事、航空マイルゼロの地元産の食べ物（わが家の庭で採れたサクランボのように）を食べることや、スロー調理（キャセロールの味は時間とともに深まることを思い浮かべてください）の良さを味わうことです[3]。

　スローライフ運動には以下のような多くの部門があり、そこから味わうことを生活の様々な分野で用いる方法についてのヒントが得られます。

　スロートラベルは、目的地へ急いで行き、やることリストに挙げた名所を訪れたらそれでよしとするのではなく、訪れた土地の文化や人と触れ合うことで旅を味わうこと。

　スロー子育ては、子どもに学校などで早く成績を上げるようプレッシャーをかけるよりも、子どもらしい時間を過ごさせ楽しく遊ばせること。

　スローシティは、緑のスペースや車の通らない歩行者用の区域を多く設けて、市民の生活の質の向上を図る街にすること。

　スローセックスは、ゆとりを持って、身体的な親密さを強めること。後はみなさんの想像力に任せます。

　味わうことの最終段階は、喜びをもたらすものについて思いをめぐらすことです。そこに微かながらも重要な違いがあります。体験を分析するのではなく、体験にまつわることを付加していくのです。イチゴを味わっているなら、夏、

その瞬間を味わう 第4章

イチゴクリーム、テニスなどを思い浮かべるかもしれませんし、ブルーベリーなら、滋養があふれるほど詰まったスーパーフードであることを思うかもしれません。

　思考を補助する良い問いは、「これの良いところは何だろうか」と尋ねることです。これは、何か抽象的なもの、例えば思い出を味わっているときに特に有効です。ところが、考えすぎて分析的になってしまう転換点がありますので、軽い態度で臨むのがベストです。必死になったり考えすぎたりしないようにしてください。私は楽しい体験の最中に「だけど、私は幸せなのだろうか」と自問する悪い習慣がありましたので、それがどのようなことかをよく知っています。その結果、幸福感が穴を空けられた風船のように見る見るしぼんでしまいました。体験を査定するのではなく、体験に浸りましょう。

　3つのグループにクラシック音楽の録音を聴いてもらった実験で、楽しみに悪影響を及ぼすリスクが示されています[4]。第1グループには単に音楽を聴いてもらい、第2グループには音楽を聴きながらできるだけ楽しむようにと伝え、第3グループには音楽を聴いている最中に瞬間ごとの幸福感のレベルを可動式測定器で示すように求めました。この実験で音楽を味わうことを最も楽しんだのはどのグループだったと思いますか。

　それは、ただ単に音楽を聴いていた第1グループでした。第2と第3グループは音楽を聴くという体験が損なわれたと感じたのです。ポジティブな気持ちを単に体験しているだけの場合とは対照的に、その気持ちを調べることに集中しすぎると、快楽は邪魔され、味わうプロセスは妨害されかねません。

味わうプロセス

　この分野の主要な研究者であるアメリカ人心理学者フレッド・ブライアントとジョセフ・ヴェロフは、その著書『味わうこと』[5]で、ポジティブな体験の喜びを助長し、長続きさせ、増大させる数々の方略を説明しています。

　この2人は味わうことを次の4つの本質的な類型にまとめています。浸ること、ゆったりと楽しむこと、驚嘆すること、感謝することです。感謝は、幸福感を

増し、うつを減らす強力な技法ですので、第5章は専らこれに割いています。慈しむことは、人間関係における味わうことのもう一つの形です（第9章参照）。

これらはすべてポジティブなプロセスですが、陰の部分を持つものもあります。浸りすぎることは自然な自尊心を傲慢さに変えてしまいます。ゆったりと楽しむのも過度になると極端な身勝手さとなることがあります。何事によらずバランスの問題です。ですが、うつ状態だと、味わうことに関してはあなたの位置はスタートラインの後ろですから、浸る、ゆったり楽しむなどをして良いのだと自分に許可を与え、これら望ましいプロセスを実践することについての不安や道徳的な判断を解き放ちましょう。

味わうことの類型：浸る

何？	あなたがしたことが高い評価、称賛、あるいは祝賀を受けたとき、成し遂げた成果を反映する温かな喜び
焦点	自己
体験	思いめぐらす
例	称賛、勝利、栄光、うまくいった仕事の満悦感に浴する
その結果	自尊心（自分の成功を認めるポジティブな感覚）

味わうことの類型：ゆったりと楽しむ

何？	肉体的快楽に喜びを感じること、肉体感覚を楽しむこと
焦点	自己
体験	身体的な何かに夢中になる
例	温かく心地よいお風呂、日光浴、性的な親密さ、マッサージ、グルメ料理、上等のワイン、裸足で草の上を歩く、気ままにする、何もしないことを楽しむ
その結果	肉体的快楽

味わうことの類型：驚嘆する

何？	自己を超越して、荘厳な何かに対し畏敬の感覚を体感する、あるいは、自己よりも大きな何かと心を通わせること
焦点	自己の外
体験	膨大で感動的な何かの真の偉大さに心を奪われる
例	自然、宇宙、神、崇高なる力、人物、科学、テクノロジー、音楽、偉業に驚嘆する
その結果	畏敬の念、驚異の念

第4章 その瞬間を味わう

味わうことの類型：感謝する

何？	あなたの幸運をじっくり思い、そのポジティビティをもたらすものに対する感謝の気持ちでいっぱいになること
焦点	自己の外
体験	思いめぐらす
例	宝くじに当たるなど予想に反して成功すること、事故などのニアミスや命に関わる病気から回復するなど、自分の人生における良いことに気づく
その結果	感謝

Bryant & Veroff (2007)

上手に味わう

　味わうにはいくつか必須条件があります。まず、心配事や悩みを脇に置くことのできる精神状態でなければなりません。次に、体験に十分集中する必要があります。この両条件にマインドフルネス技法は役立ちます（86ページ参照）。マインドフルネス技法は、マルチタスク［同時に複数の仕事をこなすこと］とは逆の、1度に1つのことだけに注意を集中するという点でシングルタスクと同じです。1つのことに注意を集中することが上手になると、ストレスとうまく付き合えるようになります。

　味わうということは、古いことわざにあるように、バラの香りを嗅ぐためにもっとゆっくりしようということです。私は中年期うつ病に陥るまで、マルチタスクの女王だったのですが、今や定期的に近くの公園を散歩し、立ち止まってバラの香りを嗅いだり、ラベンダーを1本軽くつぶしたり、木々を愛でたり、木の葉の変化を楽しんだりしています。多忙な一日の途中にこの休憩を入れることには数々の利点があります。心を落ち着かせ、考えを明確にするのに役立つので、良い精神状態で仕事を続けることができます。味わうために休憩を取ることによって私は通常より多くを成し遂げる結果になり、味わうことと仕事のどちらにもプラスになる状況です。

　味わうことがポジティブ感情を生み、ポジティブ感情は思考プロセスを広げる、そしてその結果、より革新的で柔軟な発想が可能になるとわかっています。

ですから、ゆったりして味わうために一休みすることには、正当な根拠があるのです。

　あなたの気分を高揚させるために味わうことを利用する最善の方法は、快楽を分かち合うことです。こうすることで、目の前に数々の喜びがあることにあなたの注意が向きます。楽しい時を過ごしている人たちと一緒にいると、楽しく過ごすことをあなた自身がもっと受け入れやすくなりますし、あなたが気づかなかった快楽をその人たちが教えてくれるかもしれません。味わう体験を分かち合うことは人と人を結びつけ、関係を強めます。それは単に参加するということでもありません。大切な人たちが楽しんでいるのを見ている行為自体が快いものです。

　体験を分かち合うことは、外向的な人には特に向いているアプローチです。内向的であれば、自分が味わっていることに没頭するなどといった、1人で取り組める方略を好むかもしれません。これを助長する方法は、意識的にある刺激（例えば、道端に咲いている美しく香りの良い花々）に気持ちを向けて、他のこと（車など）を無視することです。快楽をもたらすものの記憶を作るために心の中でスナップ写真を撮ることもできます。私は初めてのシドニー旅行で、片側にオペラハウス、反対側にハーバーブリッジを見ながらフェリーで港に入って行ったときにこれをしました。細かな一つひとつに見とれてすっかり浸り切りました。ハーバーブリッジを造った工学技術の偉業に目を見張り、オペラハウスの貝殻のような曲線美を鑑賞し、南半球の象徴としてのそのステータスを思いました。

　何か良いことが起きたときに味わうことを育むもう一つの方法は、表現が豊かで熱狂的な振る舞いをすることです。この場合は、スピードを落とすのではなく、スピードを上げて、喜びの歓声を上げ、ガッツポーズをし、上下に飛び跳ね、踊り回ります。これがうまくできたら、自分をほめて、どれほど誇らしいかに思いをはせ、他の人がどれほど感心するか想像しましょう。このようにあからさまな自賛をすることは不自然に感じられるかもしれませんし、また、状況によっては不適当な場合もありますが、ポジティブ感情を外に向かって表現することでその感情が強められると示唆するエビデンスもありますので、やってみる価値があります。

ポジティブ感情の頻度はポジティブ感情の強さよりも幸せに大きく影響します[6]。つまり、味わうことに関しては、質よりも量を目指すほうがうまくいきます。一日を通じて目の前に現れた機会を十分生かしましょう。雨の後の虹に感嘆するなど、味わうことの多くは何かに反応してのことですが、積極的に味わうための、しかもそれを簡単な練習で始めるアイデアがあります。

日々味わう

　例えば、食事をする、どこかへ歩いて行く、シャワーを浴びるなど、通常は急いで済ませていることを、1日1回時間を割いて、ゆっくり行い、楽しみましょう。後で、何をやったか、普段とどう違うやり方で行ったか、急いで終わらせている普段と比べてどう感じたかを書き留めましょう。

Seligman et al. (2006)[7]

味わうスケジュール

- ◆ 正式な味わうためのセッションを1日1回20分間以上続ける週間計画を立てましょう。
- ◆ あなたが楽しみにできる活動を選び、スケジュールに多様な活動を入れましょう。
- ◆ 毎日セッションの終わりに翌日の活動を計画しましょう。そうすることで明日その活動があるということを楽しみにすることができます。夜にはその日のセッションを振り返り、味わった良い気持ちを蘇らせましょう。
- ◆ 週の終わりには、少し時間を割いて、7回のセッションすべてを思い返し、あなたが体験したポジティブな気持ちのいずれかを再び呼び覚ますことができるか確かめましょう。通常どう感じるかと比較しましょう。
- ◆ プレイリストがこれと同様のアイデアです (52ページ参照)。

Bryant & Veroff (2007)

> **写真に撮る**
>
> 　これは、デジタル写真やカメラ搭載のスマートフォンの到来でずっと容易になった方法です。後日味わえるように覚えておきたい体験をしているときには、いつでもスナップ写真を撮ってください。カメラのアングルなど考えずに、体験に没頭している状態のままでいるようにしましょう。時折写真を眺めて思い出を味わいましょう。写真をソーシャルメディアサイトに載せて、その体験を共有することもできますし、丸一年を味わえるように、毎日とか、毎月1日に写真を1枚撮るといった任務に取りかかるのも良いでしょう。

　現代の技術は、味わうための素晴らしい小道具となります。スマートフォンは瞬間をとらえてポジティブな思い出のライブラリを作るのにとても有用です。私は写真を保存してスマートフォンの壁紙やパソコンのスクリーンセーバーにしています。画像は、それがなければ忘れてしまったかもしれないその瞬間の喜びを思い出させてくれます。私たちが思い出す記憶は私たちの気分と合致する傾向があることが研究で示されています。ですから、気分がネガティブであればあるほど、記憶もよりネガティブなのです。うつ病は楽しいときの感覚をほとんどなくさせてしまうため、デジタルスナップ写真は楽しいときがあったことを視覚的に思い出させてくれるものとなります。

時間を超えて味わう

　味わうとは、多くの場合「今、ここ」の良さを認識することですが、楽しい思い出に浸るとかこれから何か喜ばしいことが起きる期待を楽しむなど、時間を超えて味わうこともできます。

ポジティブな回想

　ポジティブな回想とは、過去の喜ばしい思い出を味わうことによって現在の

幸福度を上げることであり、また、精神的苦痛を軽減する対処の方略としても使えます。人は過去の良かった時代を思い出すことで、今の困難にうまく対処し、気分が良くなり、問題から逃避するのに役立つ洞察や観点を得ることが、エビデンスにより示唆されています。ポジティブな回想は、それがあなたの強み、能力、そして良かった時代を思い出させるとき最も効果的に機能し、現在の困難に対処する自信を高めます。ポジティブな回想が逃避の手段としてのみ使われると、過去と現在をネガティブに比較することとなり、過去に生きるということになるリスクが生じます。

　手がかりや小道具はポジティブな回想の助けとなります。記憶と結びついた絵を頭の中に描くこと、記憶と関係ある出来事を一通り思い浮かべること、誰かとその話を共有すること、思い出の品を見ること、あるいはその思い出と関係ある音楽をかけることが手がかりや小道具に当たるかもしれません。

　五感がここでもある役割を果たします。これは、19世紀のフランス人作家マルセル・プルーストが小説『失われた時を求めて』の中で実証したことがよく知られています。この小説の中で記憶は、目にするもの、音、匂いなど、感覚的な体験によって誘発されます。最も有名な例は、主人公がマドレーヌという小さなお茶菓子を食べたときのことです。これを食べたことがきっかけで、彼は陥っていた退屈や憂うつから離れ、強力な喜びの体験へと運ばれます。

　ポジティブな回想は特に高齢者にとって有益なことがあります。高齢者にとって現在よりも過去のほうが満足感の源として豊かであるかもしれません。例えば、ポジティブな回想を「ライフレビュー」の一環として使用し、個人的達成感を生じさせることもできるでしょう。ポジティブな回想によって高齢者のウェルビーイングが促進され、自尊心が高まることが研究で示されています。以前私は、社会史研究者としての初期の研究で多数の高齢者の面接をしたことがあります。積極的に回想する人たちは、最も幸せで生き生きしている人たちの中に見られました。このことは時間的指向性に関する研究で確認されています[8]。「過去のポジティブな」時間的展望（自分の過去が温かで楽しいものだったという見方に結びついている）に大きな重点を置いている人たちは、より高い自尊心と幸福感を享受しています。

　回想は、家族、世代、コミュニティを結びつける治療的プロセスとなり得ま

す。私は、特定の時代の記憶を共有する高齢者間の友情を促進するツールとして回想が使われるのを見たことがあります。以下は、ポジティブな回想を始めるための活動です[9]。

幸せな思い出を味わう

　あなたの最も幸せな思い出をいくつかリストにしてください。人生の黄金期かもしれませんし、大学時代、最良の休暇、恋に落ちたとき、子どもの誕生、仕事の成功、登山などが入るかもしれません。
　次に、ポジティブな思い出を1つ選んで思いめぐらせます。リラックスし、心地よい姿勢で座るか横になって、深く息を吸い、目を閉じて、心に記憶を呼び起こしてください。その出来事が輝いていたときを想像し、あなたの意識に印象が自由に浮かぶがままにします。その出来事にまつわる詳細を一通り思い浮かべます。誰がいたのか、その人たちの表情、どのような話をしたか、あなたがいた場所の環境、色、気温、雰囲気、そのときのあなたの気持ちに注意を向けてください。その体験の良かったことにゆっくり思いをめぐらせましょう。
　この回想は、相互コーチングのエクササイズとすることができます。1人が思い出を味わい、もう1人がコーチ役で、「その何が良かったのですか」と尋ねて、ポジティブなことについて思いめぐらせるよう促します。あなたが文章を書くのが好きならば、もう1つのバリエーションは、これを記録という活動で行うことです。記録にその体験を生き生きと細部まで書き留めます。

Bryant et al. (2005) [9]

未来を味わう

　これから起きる何か良いことの期待を楽しむのは、うつ状態にあるときは無縁なことのように思えるかもしれませんが、うまくできた人には恩恵があります。楽しみに待つ何かがあることは、希望や、未来についてのポジティブな気持ちや意欲を創出し、良いことが起こる可能性が確実に高まります。未来の何かを味わうことで、うつ状態の暗闇の中に一条の光が射します。楽しみに待つものなど何もないと信じるのはたやすいことです。そこで、これから起きる良

その瞬間を味わう 第4章

いことをリストに書き出すのは、その内容があなたの気持ちを高ぶらせるか否かに関わらず、役立ちます。この作業は、未来に良いことが存在するという証拠を集めることなのです。

うつ状態にいた時期に私は楽しみに待つもののリストを日記に書きました。それは、友人と会うとか、夏がもうすぐくるとかいったことでも良いでしょう。もしもあなたが、自分には楽しみに待つようなものはまったく何もないと思っているなら、書くことが何かを創り出すきっかけとなります。人と会う、散歩する、何らかの外出をする予定を立てましょう。

何が起きるか空想してみてください。視覚化することはポジティブサイコロジーで目標設定や楽観主義を育むために多用されるツールの一つです。まだわからない何かを味わうことには良い点と悪い点の両方があります。それがどういう結果になるかを想像するための基準点がないという意味では不利かもしれませんが、それだからこそ制約なしにあなたは自由に空想にふけることができるという利点があるとも言えます。ある活動を繰り返し行っているのであれば、過去を基準点として利用できます。前回友人の家に泊まりに行って楽しかったのなら、その体験の良かったことを味わい、次回そうするときの同じ気持ちを前もって予想してください。期待を楽しみましょう。

未来を味わうことの助けとなる2つの質問がありますので、自分に尋ねてみてください。

◆ このことの何が良いのだろうか。
◆ 私は何を楽しみにしているのだろうか。

現在うつ状態であってもなくても、多くの人は味わうということにおいて、未来が他のどの時間領域よりも難しいと思っています。ですから、ゆったりと構えて期待したことがすぐには起きなくても心配しないでください。

味わうことはポジティブサイコロジーの基盤の一つで、その上に他の技法が構築されています。ですから、この技術は習得する価値があります。そうすることであなたは、心地よいこと、ポジティブなことをより広く、より深く体験できるよう自分を解放しているのです。

67

[推薦図書]

Bryant, F.B. & Veroff, J. (2007). *Savoring*. Mahwah, NJ: Lawrence Erlbaum Associates.

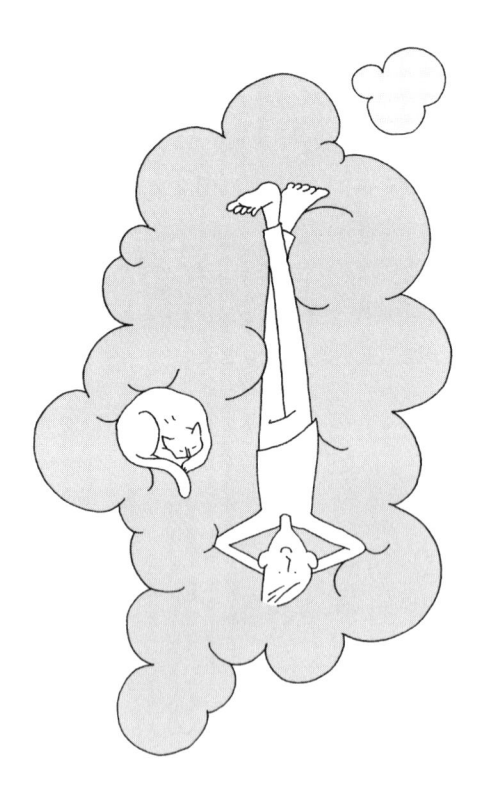

第5章
感謝の態度

★

- ◆ **感謝の態度とはどういうことでしょう**：人生への感謝、感嘆の念や、深い認識です。
- ◆ **やってみましょう**：幸福感、ポジティブ感情、人生への満足感、人間関係のために。妬みや幻滅の解決策として。
- ◆ **これが気に入ったら、次のこともやってみましょう**：「その瞬間を味わう」（第4章）、「瞑想」（第6章）。

　作家サラ・バン・ブラナックが1990年代にオプラ・ウィンフリー・ショーに出演し、生活の中の良いことを日記につけるアイデアを全世界のテレビ視聴者に紹介したのをきっかけに、「感謝日記」は世界の注目を集めるようになりました[1]。私はその番組を見ていて、以来ずっと感謝日記をつけています。日記をつけている多くの人が、感謝日記は人生を変えると言っています。私にとってこの日記は、人生に欠けているものを意識する喪失思考から、自分が持っている良いものすべてに感謝する豊かさ思考へと転換する鍵となっています。感謝は生活の質（QOL）を高めるのです。
　あなたは子どもの頃、祖父母から「自分が恵まれていることに感謝する」という素朴な知恵を教えてもらったかもしれません。その教えがまったくもって正しかったことがわかります。感謝が最も幸福感を高め、うつを和らげる効果ある方法の一つであることが、ポジティブサイコロジーの研究で示されています。幸せについての指導的研究者の一人であるソニア・リュボミアスキーは、

感謝を幸せ実現のための「メタ方略」、つまり優れた技法であると説明しています[2]。これには、「自分の人生で何が良いのか」と「何がうまくいったか」という簡単な2つの質問をするだけで良いのです。
　感謝の技術とは人生において悪いことではなく良いことに気がつくことで、重荷の数ではなく恵まれている点を数え上げることです。コップの中身にたとえれば、半分しか入っていないのではなく、半分も入っているという状況と程度を判断する考え方を訓練することです。これは幸福感を妨げる障壁の一つであるネガティビティバイアスの克服に役立ちます。確かに、気分が落ち込んでいるときにポジティブな面に気づくのは困難です。それでも、よく考えてみれば感謝の対象を見つけられるでしょう。安全な場所で暮らしているとか、動けるのでA点からB点まで行くことができるとかです。私は自分のニーズに応えてくれるシステムとして住居を頼りにしています。ですから、私はガスや水を送ってくれる配管、雨風をしのいでくれる屋根、温かさを保ってくれる壁、家に電力を供給してくれる電気、外界とのつながりを保ってくれる電話やブロードバンド、家での仕事を可能にしてくれるコンピューター、栄養をつけてくれる菜園、意欲を湧かせてくれる景色、お互いに気遣い合う隣人に感謝しています。
　感謝についてのポジティブサイコロジーの指導的研究者であるロバート・エモンズは、感謝の理論に基づき、感謝は2段階プロセスであると述べています[3]。まず、感謝とは自分の人生に存在する良いことを認め、次に、良いことの元となったことは、少なくとも部分的には、自分以外にあることを認識することです。本質的に、感謝は外部のものに対する感謝の気持ち、つまり自分自身に原因があるわけではないけれど、幸運にも恩恵を受けているという認識です。感謝の態度を持つようになることはウェルビーイングにとって様々な利点があります。感謝の態度が幸福感の高まり、人生への満足感、自尊心、ポジティブ感情、楽観主義、希望、熱意、共感、活力、スピリチュアリティ、寛容と関連していることが研究で示されています。また、うつ状態、不安、孤独感、妬み、神経症的傾向、物質主義の軽減にも関連しています。関心を持たない理由は見つかりません。ソニア・リュボミアスキーは、感謝を実践することで幸福感が高まる8つもの点を明らかにしています[4]。

感謝の態度 第5章

- ◆ ポジティブな人生体験を味わうことを促す。
- ◆ 自尊心を高める。
- ◆ ストレスに対応し、困難な状況に適応するのに役立つ。
- ◆ ネガティブ感情を防ぐ。
- ◆ ポジティブ行動を促進する。
- ◆ 人間関係を育み、自分と自分より幸せに思える人たちについて好ましくない社会的比較をする傾向を低減する。
- ◆ 人生の良いことを当たり前のことと見なす快楽のトレッドミル(踏み車)現象を阻止する。
- ◆ より活発な身体的活動や、身体不調の減少へとつながる。

　ポジティブサイコロジーでは、感謝はいくつもの役目を兼ねています。感謝とはポジティブ感情ですので、感謝の回数が増えるほど、新しい可能性をより受け入れるようになり、行動範囲が広がり、人生のリソースが増えます。感謝の実践は、ポジティビティ比を達成し、繁栄の状態となるのに役立ちます。それは、世界的にも評価されている強みであるとも考えられています。感謝の思いが人より強い人もいますが、感謝する能力を高めることは可能です。結局、感謝は幸福感を高める方略なのです。この技法はポジティブ感情を刺激することで最も機能しますから、感謝について単に考えるのではなく感謝する**気持ち**になることです。気分が落ち込んでいて、頭の中での不毛な練習をする気分ではないとき、感謝するのは難しいことでしょう。頭の中で考えた感謝が心での感謝に変わるまで、私もしばらくかかりました。しかし、それが本当にうまくいったとき、感謝は強力に気分を引き上げ、より大きな感情的ウェルビーイングに向かう「上昇スパイラル」への一歩となります。重要なのは、結果を心配したりせずに、辛抱強くやり続けることです。ポジティブ感情につながることもあれば、つながらないこともあるということを受け入れましょう。

　感謝の念を持つよう自分に強いるのは難しいことです。そのため、ロバート・エモンズは、感謝の**気質**(頻繁に感謝する傾向)を培うよう勧めています[5]。感謝気質の人は人生を贈り物だと見なす考え方をし、自分が受けているたくさんの恩恵に気がつきます。その手がかりは感謝気質の人が用いる言葉によく表

れます。感謝している、ありがたく思う、恵まれている、贈り物といった言葉です。感謝の言葉を使い、それが習慣となるよう試してみてください。感謝の言葉を使うことは、歯磨きをしながらとか、日々の通勤・通学時など、日常行動の一部として感謝を根づかせるのにも役立ちます。私は毎日の公園の散歩の際に感謝を実践しています。自分の周りにあるものに気づくことが、感謝のための十分な糧を提供してくれます。心理学者のデイビッド・ポーレイが勧めるように、感謝に4つの基本原理があると考えてもいいでしょう[6]。

- 第1に、感謝は人生であなたを愛し支えてくれる**鍵となる人たち**のことに気づかせてくれます。良い人間関係を持つことは幸せな人たちの特徴であることがわかっていますから、これは大切なことです。
- 第2に、感謝はあなたの**強み**を思い出させてくれるきっかけとなります。強みは、あなたが前に進みゴールに到達するのに役に立つ、持って生まれた才能です。
- 第3に、あなたがこれまでに**達成したこと**への感謝は、過去にたどった道を思い出させてくれます。
- 最後に、感謝は**世界の驚異**を思い出させてくれるきっかけとなります。例えば、小さなドングリがいかにして樫の大樹に成長するかを示す自然界の奇跡です。非常に小さな発端から成長が始まり得ると考えることは、楽観的思考です。

感謝は過去と結びついていることの多いポジティブ感情（獲得できたものへの感謝）ですが、将来に対してポジティブ感情を生むのにも役立ちます。以前首尾よく行ったことの証があると、物事が今後もうまくいく可能性があるという自信が強まります。感謝はポジティブな態度をもって振り返ることであり、楽観主義はポジティブな態度で未来を見ることです。感謝は楽観主義を刺激します。楽観主義（第7章参照）が幸福感を高める鍵となる方略の一つであることから、感謝は2倍の価値があるのです。

「人生で物事がうまくいっているときに感謝するのはまことに結構なことだが、不運に見舞われ気落ちしているときはどうだろうか」と皮肉家は言うで

感謝の態度 第5章

しょう。ロバート・エモンズによると、ポジティブ感情としての最大効果を体験するためには、ある程度の対比ないし欠乏が感謝には必要です。誰も何らかの喪失を体験するよう推奨したりはしませんが、欠如の時期があった後にニーズが満たされた場合、よりうれしく感謝を経験するということは確かです。何か月も干ばつが続いた後の雨や失職後の就職はありがたく思えるものです。

人生のある部分で価値あるものを失うことは、他の部分でのより大きな感謝につながることもあります。ストレスで疲れ切った重役が「家族と過ごす時間を増やすために」辞職すると、子どもの存在への認識を新たにすることもあるでしょう。彼がプレッシャーの大きな生活を続けていたら、その体験はなかったかもしれません。

ストレスフルな出来事は感謝を促すきっかけとなり得ます。私が初めて手術を受けたときに心からの感謝でいっぱいだったことを思い出します。死という現実に直面することは、命そのものへの感謝を新たにするものです。手術に際して私を支えてくれた友人たちへ、そして私の健康を取り戻させてくれた医療スタッフが施してくれたケアに対して感謝しました。起こる可能性はあったけれど起こらなかった悪いことを想像することで、あふれるような感謝を感じるものです。車に乗っているときのニアミス、「何の問題もなし」との診断、多くの人が解雇される中で仕事を維持できるなどです。悪いことが起こるかもしれなかったけれど起こらなかった、といったポジティブな反事実的思考をする人は、そのような思考をしない人よりも幸福である傾向があると研究で示されています[7]。また、トラウマを経験した後に健康や正気など何かがまだあることをありがたく思うなど感謝の念を抱ける人には、苦悩に対しポジティブに対応する能力があることを示唆するエビデンスもあります。このような人は、命に対する感謝の念を新たにするなどトラウマに遭っても恩恵や希望の兆しを見つけ、その結果個人的成長を経験する可能性があります（130ページ参照）。

感謝は反すう思考の解毒剤です。反すう思考はウェルビーイングの敵であり、ネガティブな出来事や自分の欠点に延々とこだわるうつ病の一つの特徴です[8]。妬みを解決する方法として感謝を実践することを勧める心理学者もいます。妬みの根底には、自分が確かに持っているものに対する感謝がありません。感謝の実践は過剰な物質主義やそれに付随する恨み、落胆、敵意といったもの

73

の解毒剤としても示されており、私生活はもとより仕事にも適用できます。例えば、あなたが仕事に不満を抱き幻滅を感じているのであれば、一つのアイデアは仕事がもたらしてくれるあらゆるポジティブなこと（最も明白なものの一つはお金ですが）を書き留めることです。こうすることで、離脱という落とし穴や職場での自己破壊行為に陥らないようあなたを守るのに役立ちます。

感謝の技法──3つの良いこと

　感謝の技術を磨くには物質的豊かさは必要ではありません。しかし、現状はどうであっても感謝する態度が必要です。感謝を実践する上で最も簡単で最も強力な方法の一つは、「3つの良いこと」あるいは「3つの恩恵」と呼ばれるエクササイズを行うことです。やり方としては、あなたの人生で良かったことやあなたにとってうまくいったことを具体的に3つ思い出します。一日を振り返る方法として就寝時にやってもいいでしょう。睡眠が改善し、起床時に素晴らしい爽快感が得られます。しかし、食事時間や通勤・通学時間など、一日のどの時間に行ってもいいのです。この技法は、マーティン・セリグマンのポジティブサイコロジーの介入に関わる初期の実験に含まれており、持続的な幸福感の増加と、うつ状態の軽減という効果が数か月後に感じられることが示されました[9]。

　あなたの人生で良いことは、自分のものと呼べる場所を持っているなど大きなことかもしれませんし、誰かとの良好な関係といった個人的なことかもしれません。また、バスで最後の空席に座れたといった小さなことかもしれません。うまくいったことも、試験合格など大きな成果のことかもしれませんし、うまくリサイクルができたというような小さなことかもしれません。うつ状態では意欲は極めて限られますので、とても小さな成果に感謝することは特に大切なことなのです。助言に従い、日に1つ小さなことをやってください。どれだけ歩いたかは関係なく、公園まで行くことができたのであれば、それは3つの良いことの1つに含めることができます。どれほど小さなことであっても進歩を喜んでください。以前は公園を半周しかできなかったけれど、1周できるよう

感謝の態度　第5章

になったら、それはリストに含めることができます。いったん感謝の習慣が身についてしまえば、後で感謝のリストに加えることとなることに日中よく気づくようになります。

　始めるにあたり、いくつかリストに入れるもののアイデアを以下に挙げます（あなたの個人的で具体的なものを入れてリストを作ってください）。

感謝のリスト

- ✔ 健康
- ✔ 家庭
- ✔ 近隣の人たち
- ✔ 家族
- ✔ 友人
- ✔ ペット
- ✔ 支えてくれる人々
- ✔ 援助してくれた組織・団体
- ✔ 仕事
- ✔ 安全な国に住んでいること
- ✔ 自然
- ✔ 温暖な気候

　良いことが起きたときに自分がどう関わったかを考えることで、感謝の恩恵を増やすことができます。自分の行動とその行動が招いた良い結果との関連に気づけば、自信がつきます。例えば、数か月前にあなたは好奇心が刺激される仕事のプロジェクトを見つけたとします。数か月後そのプロジェクトの着手に向けてあなたを動かすのは、プロジェクトへの興味を心に留めたというあなたの行動だったのかもしれません。人生は行動に報いるのです。

　課題は、感謝の実践が変化に富み新鮮であり続けるために、感謝の意を表す新しい方法を見つけることでしょう。これについては、デイビッド・ポーレイが「感謝の鎖」を提案しています。お皿の上のベイクドビーンズを例にとってみましょう。この豆は誰かが育て、収穫し、袋詰めし、出荷し、仕入れ、あなたに販売したものです。あなたの食卓に届くまでにそれぞれの役割を担ってくれたすべての人々に感謝の鎖がつながっています。豆はあなたの台所の戸棚に保管されていましたが、これがさらなる「感謝の鎖」の機会を与えてくれます。つまり、戸棚の材料となった木を育んでくれた自然への感謝、戸棚を作ってくれた職人への感謝、あなたの家に戸棚を運んでくれた人たちへの感謝です。物自体の品質に感謝することもできます。この例では、食料品を安全に保管でき、床に落とすことのない木の強さ（と信頼性）に感謝することもできるでしょう。

「3つの良いこと」は、人生でうまくいっていることにクライエントの注意を向けさせるコーチングやセラピー技法として用いることもできます。私はクライエントがポジティブでリソースフルな気持ちを持てるようにセッションの初めにこれを使います。また、幼い子どもに感謝の心を育むための良い就寝時の日課でもあります。子どもたちに生活の中の良いことを振り返るよう促すことで、何が足りないのかに意識を向けさせるのではなく感謝の習慣を身につけさせるのです。

　感謝は若者に教えるときに使える素晴らしい技法でもあります。私はグループワークをするとき、前回のセッションの後にどのようなことがうまくいったか、進歩したかを把握する方法として、最初に参加者に「3つの良いこと」を言ってもらいます。アルコールを乱用する若者を対象とした私の研究では、幸福感の高揚のために用いた方略の中で感謝が最も成功を収め、プログラムの終了後も実行されていました。この方略は社会の片隅で生きる思春期の若者だけではなく、極めて恵まれた若者にも有効です。イギリスで最も有名な私立学校の一つであるウェリントンカレッジでは、長年にわたりアンソニー・セルドン校長の構想でウェルビーイングプログラムを実施しています。ウェルビーイング介入のうちでどの方法が生徒に最も大きな影響を与えたか教師の1人に尋ねたところ、感謝が瞑想と並んで首位でした。

感謝日記

　感謝日記の背景にある考え方は、あなたの人生における良いことをリストにして記録するというものです。感謝日記は「3つの良いこと」の拡張版である「良いニュース日記」で、私たちの多くが不安に満ちたティーンエイジャーだった頃に心の奥底にある恐怖を書きつづった憂うつな「親愛なる日記様（Dear Diary）」とは正反対のものです。日記に書くという行為は、あなたの考えを整理し、あなたの人生に確かに存在する良いこととその良いことが起きるのに果たしたあなたの役割に対する認識を高めるのに役立ちます。毎回、うまくいったことや今あなたの人生にポジティブな影響を及ぼしていることを5つ以上書

感謝の態度　第5章

くようにしてください。「3つの良いこと」と同様、書くことは大きいことでも小さいことでも、一時的なことでも継続中のことでも構いません。毎日できることではありますが、毎日の決まり事にならないよう、週に1回程度の少ない頻度を研究では支持しています。私は日曜の夜に書きます。1週間を振り返り、先のことを考える良い時間だからです。あなたが大事にしたいノート（味わうことがここから始まります）と好きな色のペンを選んでください。ハイテク版が良ければ、スマートフォン用の感謝アプリを手に入れてもいいでしょう。

- ◆ 今日、私の人生では自分にどんな良いことがあっただろう。
- ◆ 今日は何がうまくいっただろう。
- ◆ 良いことが起こったときに私はどんな役割を果たしただろう。

感謝日記は豊かな考え方を育むための強力なツールです。自分の人生を振り返るとき、喪失、逃したチャンス、関係の崩壊、苦痛の数々をまず思い出しがちです。これらは年齢を重ねるにつれ増えるものです。感謝日記には、あなたの人生で良かったときと良かったことの証がすべて書き込まれています。良かったときや良かったことは忘れやすいものです。私は自分の古い日記を読み返すと、良かったときを再体験し、人生の良いことを再び味わっているように感じます。

過ぎたるは及ばざるがごとし。感謝日記は毎日つけるよりも、1週間に1回程度と頻度は少ないほうが効果的です。

感謝のセラピー

感謝を実践することの恩恵を広げるとても良い方法は、人に感謝を伝えること、つまり人があなたにしてくれたことをその人に感謝することです。感謝は人間関係を育み、人間関係を繁栄させます。感謝はする人とされる人の両方を

豊かにし、幸せの輪を作ります。その輪の中で、あなたの感謝があなたと相手のどちらも良い気分にし、そして、善意が双方の間を往復するのです。私たちがポジティブサイコロジーを学んでいるとき、友人クライヴは独自の感謝の実験をしました。彼は良いサービスを受けたことへの感謝を表するため、上質の紙と封筒を使い手書きの礼状を書きました。例を挙げると、息子が招待を受けた誕生日イベントを計画してくれたゴーカート場のオーナーや最近開店したデリカの店主に改めて感謝をしたのです。どちらの礼状にもクライヴは具体的な感謝を述べたのですが、彼の感謝に対するお礼の返事をそれぞれからもらいました。感謝は人とつながる素晴らしい方法ですし、上に挙げたようなつながりは人生に豊かさをももたらします。この例は、いかに感謝が社会の潤滑油として作用し、コミュニティでの人間関係を促進するものであるかを示すものです。人の存在を当たり前と思うことを止めることにもなります。危機にさらされているときに人との関係をありがたく思うのはよくあることですが、人に感謝を伝えていると、特殊な状況下ではなく日常の一部分としてそういう特別な人々の存在に感謝することができるようになります。ポジティブサイコロジーの介入に関する初期の一研究で、被験者らは以前自分にポジティブな影響をもたらしてくれた人（先生、親戚など）に礼状を出すよう指示されました。被験者らはその後相手に「感謝の訪問」をして手紙を届け、相手の目の前で声に出して読みました。結果は幸福感がすぐ顕著に上昇しました。ただし、「3つの良いこと」ほど、効果は長続きしませんでした[10]。

礼状

親愛なる………
以前………だったとき、
あなたが私を支えてくれたことを感謝したいと思い、
この手紙を書いています。………………………………。

> 礼状を書くことは、感謝の気持ちを伝える行為であり、味わうことの一形態（53ページ参照）であって、あなたと受け取る人に2倍の高揚感をもたらす効果があります。礼状を書くことは、味わう出来事を作り出すことでもあります。礼状を書くカードは見た目にきれいなものや高級な手触りのものを用い、良い気分になる音楽をかけ、美味しいものを食べながら書いてください。感謝の規模を広げたければ、感謝したい人全員を招待して感謝パーティーを開いてもいいでしょう。短い期間に親切な行為をすることで、より良い結果が得られることが研究では示されています。ですから、1日のうちにあるいは1つのイベントで感謝を表明し、ポジティブ感情を最大のものにしてください。

感謝の質問

　感謝の技術は、「感謝の質問」の形で職場にも浸透しつつあります。感謝の質問とは、組織の発展の過程であり、誰もがあるいはどのグループも提供できる何か良いものを持っているという信念に基づいています。感謝の質問の第一歩は、「何がうまくいっていますか」「あなたが現在やっていることにどのような良いことがありますか」などの質問をし、スタッフ全員の持っているスキルや才能に感謝することです[11]。そうすれば、変化の過程は組織の欠陥ではなく組織の資源をもとに行われることになります。あなたの人生における他のグループにも同様のアプローチを用いて感謝の気持ちを促すことができます。例えば、家族、友人、同僚、隣人、コミュニティについて良いことは何だろう、何がうまくいっているだろう、感謝する何があるのだろうと問うことです。

推薦図書

Emmons, R. (2007). *Thanks! How the New Science of Gratitude Can Make You Happier*. Boston: Houghton Mifflin Company.［片山奈緒美訳（2008）．Gの法則．サンマーク出版］

第6章

瞑想

マインドフルアプローチ

★

- ◆ **瞑想とはどういうことでしょう**：瞑想とは、気持ちを落ち着かせ、身体をリラックスさせる方法です。
- ◆ **マインドフルネス**：判断をしないやり方で注意を向けることです[1]。
- ◆ **言い換えれば**：存在していること、自分を解き放つこと、ネガティブな思考や感情から距離を置くこと、「行動する」人間ではなく「存在する」人間としての自分。
- ◆ **やってみましょう**：うつや不安の低減、ポジティブ感情、リラクゼーションのために。
- ◆ **これが気に入ったら、次のこともやってみましょう**：「その瞬間を味わう」（第4章）、「活力」（第10章）。

「笑いは百薬の長」と言いますし、素早く気分を上げる短距離走であれば、笑いは確かに効果があります。しかし、持続的な気分改善を目的とした長距離走であれば、間違いなく瞑想が表彰台に立つメダル獲得者でしょう。私が初めてうつに対する瞑想の価値を確信したのは、ある神経科学実験を発見したときでした。その実験では、定期的に行うマインドフルネス瞑想がポジティブ感情と関連する脳の部分（左前頭前皮質）を活性化させることが示されていました[2]。そうなのです、瞑想は幸福感を体験する能力を育むことができるようです。

第6章 瞑想——マインドフルアプローチ

左に傾く

　リチャード・デビッドソン博士は、脳に対する瞑想の効果を調べた神経科学者です。彼の研究は、気分について脳内の特定のポイントの左右の区分を示しています。人が不安、落ち込み、怒りなどの精神的苦痛を経験しているとき、最も活性化した脳の部位は扁桃体（恐怖中枢）と右前頭前皮質周辺です。良い気分のときは、扁桃体と右前頭前皮質周辺は落ち着いており、代わりに左前頭前皮質の活動が活発となります。人の典型的な気分の移り変わりの幅を簡単に解明する方法は、左右の前頭前野での活動を測定することだとデビッドソンは発見しました。活動が右前頭前野に傾くほど人は不幸になる傾向があり、左前頭前野での活動があるほど人は幸せになるということです。デビッドソンは、仏僧を含む何百という人々を測定し、定期的に瞑想する人は左側の活動が極めて活発であることを発見しました[3]。

　うつ状態の誰にとっても、瞑想が喜び、愛、満足感などのポジティブ感情に対する「筋肉」を強くする方法だと聞くと耳に心地よく響くでしょう。私は自分でやってみる気になり、8週間毎日マインドフルネス瞑想をやったところ、確かに効果がありました。ポジティブ感情をより多く体験したのですが、気分日記をつけていなければポジティブ感情に気がつかなかったかもしれません。高揚した至福感や恍惚感というより「より静かな」ポジティブ感情の体験だったからです。私は穏やかな気持ちでリラックスし、不安の少ない状態でした。何年間も続いたストレスからのうれしい解放で、私の人生における転換点となりました。私は自分が幸せになれないのではないかと思っていたのですが、実際はストレスに飲み込まれていたことに気づくに至りました。瞑想することで、絶えずあくせくしていた気持ちを静め、人生の喜びに注意を向けることが以前よりできるようになりました。味わう能力も高まりました。ある夜、友人の家にいたとき、友人の猫のルイスが外から帰ってきました。私は身を乗り出してルイスを撫で、彼の「ひんやりした毛」に夢中になっている自分に気づいたのです。

　最も顕著なのは仏教ですが、東洋の宗教では何千年もの間、瞑想は精神修行

の一部です。瞑想には集中（コンセントレーション）とマインドフルネスと大きく2つの形式があり、この2つはよく組み合わせて用いられます。集中は1つの対象に持続的に意識を集中させます。注意がそれたら、その1つの対象に意識を戻します。意識を向ける対象は、キャンドルの炎でも、自分の呼吸でも、何度も繰り返すマントラ［自分にとって意味のある言葉］でもいいのです。集中瞑想では絶えず、中心となる焦点に意識を戻します。

マインドフルネスはいくぶん異なります。マインドフルネスでは特定の対象に焦点を置くことはなく、現在継続中の体験に注意を向ける方法であり、その瞬間の体験が何であってもいいのです。もしあなたが腰痛を患っていて、それが現時点であなたが自覚している顕著なことであるとしたら、それに注意を向けます。しかし、腰痛に集中しようとするのではなく、単に腰痛を意識し、そのままにしておきます。状況を変えようとか、維持しようとかしないことです。単にできるだけ腰痛を意識し、腰痛について何が自分の頭をよぎるかも意識します。これは反応ではなく観察、つまり自分の体験の中身に反応するのではなくモニターすることです。

練習を重ねれば、これは私たちの感情パターンと思考パターンの特質への気づきを得る方法となります。これにより私たちはストレス誘因から一歩離れ、反射的な反応が止められるようになります。災難が降りかかると、私たちの多くは自動操縦されているかのように反応します。私たちはストレスフルな出来事をコントロール不能で脅迫的だと解釈します。しかし、瞑想の訓練により一定の距離の確保が可能となり、状況を全体的に見ることができるため、トリガー（引き金）への反応に柔軟性が増します[4]。考え方の柔軟性は、逆境から立ち直る能力であるレジリエンスのための重要なツールの一つです（第8章参照）。

瞑想は東洋では霊的儀式として始まり、西洋では現在、健康習慣として受け入れられています。心理的ウェルビーイングのための瞑想の恩恵については広範囲の研究が行われてきました。ここで大きな疑問は、幸福感を増しうつ状態を軽減するにはどのような瞑想が最も効果的なのかです。慈愛の瞑想とマインドフルネス瞑想のどちらも心理学者によって綿密な調査がなされています。慈愛はポジティブ感情を増し、マインドフルネスはうつと不安を軽減します。

瞑想——マインドフルアプローチ　第6章

瞑想の恩恵

増えるのは
- ✔ ポジティブ感情
- ✔ 幸福感
- ✔ レジリエンス
- ✔ ストレス対処能力
- ✔ リラックスする能力
- ✔ 人生への満足感
- ✔ エネルギー
- ✔ 寛容さ
- ✔ 自尊心
- ✔ 自己受容
- ✔ 自己実現
- ✔ 創造性
- ✔ 熱意
- ✔ 学習能力
- ✔ 信頼
- ✔ 自制心
- ✔ 共感
- ✔ スピリチュアリティ

減るのは
- ✘ うつ状態
- ✘ ストレス
- ✘ 不安
- ✘ 孤独感
- ✘ 敵意
- ✘ 神経症的傾向
- ✘ 痛み
- ✘ 人間関係の問題
- ✘ ネガティブな身体イメージ

慈愛の瞑想

　これは最も古い仏教の瞑想の一つで、自分自身や他の人々に対する愛と思いやりというポジティブ感情の状態を高めます。そうすることで、私たちはより忍耐強くなり、より心を開き、より思いやりを持つようになります。仏教原理によれば、他の人に共感し、他の人の苦痛やウェルビーイングを自分のそれと同じように大事なものと見なすことから幸福がもたらされます。私たちのニーズの一つが他の人たちのニーズを満たす手助けをすることだと認識すること

で、私たちは身勝手さを捨て幸福に向かう道を見つけるのです。

　ポジティビティの研究で有名な科学者バーバラ・フレドリクソンは、慈愛の瞑想が私たちの感情にどのような影響を及ぼすかを知りたいと思い、ある実験をしました。その実験では、被験者に毎日自分の気持ちに集中し、愛情あふれる優しい気持ちを自分自身に向け、次に大切な人たち、知り合い、見知らぬ人々、そして最終的にはこの世に生きているものすべてに向けるよう指示しました[5]。実験結果では、慈愛の瞑想を行うことで、愛、喜び、感謝、充実感、希望、誇り、愉快、畏敬など、広い範囲のポジティブ感情が増加することが示されました。ポジティブ感情が上昇すると、うつ症状は低下し、人生への満足感は増加していました。他にも、自己受容、ポジティブな人間関係、身体的健康の増進などの恩恵が見られました。

慈愛の瞑想（メッタバーヴァナー）の「やり方」

　慈愛は、愛の4つの本質を生む一連の仏教の瞑想の最初のものです。4つとは、親睦（メッター）に始まり、次に思いやり（カルナー）、感謝の喜び（ムディター）、落ち着き（ウペッカー）です。瞑想の習慣を養う方法を学ぶために指導付きの瞑想プログラムを見つけたり、最寄りの仏教施設を訪れたりするのも良いでしょう[6]。自分自身や他の人たちに対し心を開いてこの瞑想に臨んでください。

- 自分自身に愛情のこもった受容を向けることから始めましょう。この考えに最初は抵抗を感じるかもしれませんが、この瞑想を行う目的は自信喪失やネガティビティを克服することです。
- 慈愛をあなた自身に向けてください。その後、順番に以下の4タイプの人々に慈愛を向けましょう。
  1. 精神的な師など、あなたが尊敬する人
  2. あなたが心から無条件に愛する人（身近な家族や友人）
  3. 中立的立場の人（知り合いや、お店であなたの担当をしてくれた人など、知ってはいるけれど特別な感情は抱いていない人）
  4. 敵意のある人（あなたが現在うまくいっていない人）

　慈愛の瞑想は、前述した3：1の最適ポジティビティ比率（48ページ参照）に達する方法として用いることもできます。これは、ネガティブ感情1に対してポ

ジティブ感情が平均して3以上あると、人は繁栄し始めるという比率です。バーバラ・フレドリクソンはまた、ポジティブサイコロジーにおける最大の課題の一つである「快楽のトレッドミル（踏み車）現象」の解決策としても慈愛の瞑想を勧めています。快楽のトレッドミル（踏み車）現象では、私たちが自分の幸福感のもととなるものの存在を当たり前のことと思い始め、さほど影響を受けなくなります。賞をもらったレストランに行くのも3度目となると、初めてのときほど美味しく感じません。恋に落ちるという究極の喜びにさえ慣れてしまいます。慈愛の瞑想により様々な状況で広範囲にポジティブ感情が増えるので、慈愛の瞑想は物事を新鮮な状態に保ち、この快楽のトレッドミル（踏み車）現象を退ける手助けとなります。

慈愛の瞑想の背景にある意図は、自分と前ページの表の4つのタイプの人たちとの間の障壁を取り除くと同時に、自分たちが体験する多くのあつれきの根源である自分自身の心にある境界を取り除くという効果もあります。これらのカテゴリーに簡単に入れられない人もいますから、いろいろな人に慈愛を注いでください。しかし、指定の順番は守ってください。慈愛の感情を育むために役立つヒントを以下に挙げます。瞑想の技法ではなく、実践で呼び起こされるポジティブ感情に集中し続けてください。

- **視覚化**：感情を向ける相手を思い浮かべ、その人があなたに微笑みかけていたり、あるいはとても楽しげな様子を想像します。
- **思いめぐらせる**：その人のポジティブな資質や親切な行為に思いをはせます。あなた自身のポジティブな資質についても思いをめぐらせ、自分自身についてポジティブな肯定をします。
- **聴覚**：マントラや「慈愛」などの言葉を自分で繰り返し唱えます。

慈愛は心の瞑想です。仏教徒は、慈愛の瞑想を日常生活から離れた座禅修行だけでとどまらせるべきはないと提案しています。仏教徒が勧めるのは、慈愛の瞑想を俗世に取り入れ、あなたが関わるすべての人に友好的態度と寛容さを向けることです。

マインドフルネス瞑想

　「マインドフルネス」は、「気づき」あるいは「ありのままに注意を向けること」を意味します。それは、「今、ここ」に十分に気づき、現在に生き、あらゆる体験の流れにつながっており、心と体の結びつきを意識していることです。実際に行うマインドフルネスは今この瞬間に注意を向けるやり方で、そうすることで私たちは自分の考えや感情をより意識するようになり、結果として自分の考えや感情に圧倒されるのではなく、うまく対応することができるようになります。マインドフルネスの反対はマインドレスネスで、自動操縦下にある、または切り離されている、過去にとらわれている、あるいは将来を恐れているという感情です。マインドレスネスは人生をさまよう生き方で、人や状況に自動的に反応し、自分が何を食べているかに気づかずにお腹いっぱいに詰め込んだり、テレビの前で何時間も無駄に費やすような習慣に屈することです。このようなマインドレスな習慣は、私たちを幸福やウェルビーイングへの道から外れさせてしまうことがよくあります。

　心理学者らはマインドフルネスの実践から数々の恩恵が受けられることを見出しています。そのため、マインドフルネスの実践が健康習慣として取り入れられており、心を癒す力があることがわかっています。

マインドフルネスは……[7]

- 自分の考えに終わりなき注釈を付けずに、直接世の中を体験させてくれます。
- 思考を雲のように現れたり消えたりする心的出来事として、また必ずしも真実とは限らないアイデアとして体験させてくれます。
- 過去のことをくよくよ考えたり将来を案ずるのではなく、現在に生きる手助けをしてくれます。
- より自己認識ができ、「自動操縦」で惰性で進むことを止めさせてくれます。
- うつに陥る原因となる心的出来事サイクルの遮断に役立ちます。
- 人生をある特定の方向に向けようとすることを止め、ありのままを受け入れられるようにしてくれます。

第6章　瞑想——マインドフルアプローチ

　マインドフルネスを実践する人はあまり苦悩を体験しませんし、自分の感情をより理解・受容し、不機嫌な状態から早く回復します。また、ネガティブ思考の頻度が低く、ネガティブ思考が起こったときにそれらを解き放つ力が増します。マインドフルな人は冷静で内面の思考や感情を乗り越えたり変えたりする能力が大きいため、衝動的行動を避けます。彼らは、外的要素の影響をあまり受けないより高い安定した自尊心を有しています。

　マインドフルネス瞑想は現在、うつ病の治療法として、またうつ病の再発を防ぐ予防戦略として認められています。ストレスの影響への対処法として特に有効で、慢性ストレス反応の症状を止めることができます。ストレスは脳内のネガティブネットワークを強化し、ポジティブネットワークを弱めます。ストレスは新しい神経連絡の形成を妨げ、そのためバーンアウトにつながることにもなります。今にとどまることにより、過度に過去のストレスに向き合いうつ病を引き起こしたり、過度に将来のストレスに向き合い不安を引き起こしたりすることを避けます。マインドフルネスは、苦痛をそらそうと自動的に反応するのではなく、より思慮深い方法でストレスフルな状況に対処するのに役立ちます。

　仏僧ティク・ナット・ハンは、マインドフルネス瞑想を不快な感情を追い払いたいという衝動を避け、より効果的な道筋を選ぶことであると説明しています。その道筋とは、感情を静かに観察し、その感情に悲しみや怒りといった名前をつけ、自分の呼吸に戻ることです。この方法は私たちが感情をより明確に認識し確認することに役立ちます[8]。ネガティブな感情や考えに向き合い、それを抑えようとするのではなく、マインドフルネスはその感情や考えを観察し受け入れるよう私たちに促します。好ましくない心的体験を避けようとしたり、その強度や頻度を変えようとしたりすることは、逆説的ですが、その心的体験を継続させたり身近なあらゆるきっかけを誘発することにもなります。不快な感情に抵抗するのではなく受け入れると、不快な感情は自ずと去っていくことに気づくでしょう。抵抗すれば持続します。同様に、心地よい感情が現れるよう無理することを諦めると、自ずと現れるようになります。何かを起こそうと努力するのを止めたとき、新鮮で予期しなかった体験の世界が開くと経験豊富な瞑想者は示唆しています。

私自身の実践がこれについての真実を示しています。定期的に瞑想のための休憩を取り、常に冷静であらねばということから距離を置くことで、マイナスなことはほとんどなく、思いがけない良いことが起こることに気がつきました。そして、それはただの偶然ではないと思えました。最も印象的だったのは、メディア会社からの電話で瞑想が中断された日のことです。その会社はバイラル・マーケティング・キャンペーンの撮影のために私の家を使いたいとのことでした。私にとってこれは大歓迎でした。というのも私は学校に戻っており、いろいろな請求書を支払う手立てを見つけたかったからです。その後、そのメディア会社がやって来ていくつかテスト撮影をし、台所が撮影場所に決まりました。1週間後、有名シェフのゴードン・ラムゼイを風刺する作品の撮影が行われました。「リトルゴードン」は瞬く間にインターネット上で大評判となり、アクセス数が数百万に上り、私の台所も世界中に公開されました。私の台所はゴールデンタイムのアメリカのテレビにも出たのです。瞑想の上達に伴って、起こる変化は内面だけではありませんでした。人生は外部的にも変化し始めました。

　神経科学的エビデンスが、不安とネガティブ感情の低減効果を含めたマインドフルネス瞑想の多くの恩恵を裏づけています[9]。マインドフルネストレーニングをする人は、左前頭前野が活性化することが示されています。左前頭前野は、ポジティブ感情に関連する脳の部分で、一般にうつ状態の人では活性が低くなります。つまり、実質的には、瞑想すればするほど、ポジティブ感情と幸福への能力が高くなるということです。最も有名な治療プログラムは、マインドフルネスストレス低減法（MBSR）とマインドフルネス認知療法（MBCT）です。アクセプタンス＆コミットメント・セラピー（ACT）や弁証法的行動療法（DBT）などの他のプログラムにもマインドフルネスの要素が含まれています。

マインドフルネスストレス低減法（MBSR）

　健康を目的としたマインドフルアプローチの専門家の一人は、ジョン・カバット＝ジンです。彼は1970年代末にマサチューセッツ大学医療センターで

マインドフルネスストレス低減法（MBSR）[10]を開発しました。MBSRは様々な心理的・身体的疾患を有する何万人もの病院患者に用いられています。疾患は、全般性不安障害、慢性疼痛、がん、線維筋痛、多発性硬化症などで、不安やうつ病低減の実績があります[11]。MBSRトレーニングは、特定の診断に合わせたものではなく一般的なもので、今では臨床場面を超えてより広いコミュニティへと広がっています。

マインドフルネス認知療法（MBCT）

マインドフルネス認知療法（MBCT）[12]は、MBSRと認知行動療法（CBT）を組み合わせたものです。この療法は、マインドフルネスが、自分の思考を批判することを勧めるのではなく、その思考に屈することなく受容することを促すという点で、CBTと異なります。特定の結果を目標とせず、ただマインドフルネスを実践しどうなるか見てみるように指示されます。MBCTは1990年代に開発され、その目的はうつ病エピソードの再発がある人に、ネガティブな自動思考から解放される技法を訓練するものです。ネガティブな自動思考はうつになる傾向のある人にうつ病を引き起こす可能性があります。ネガティブ思考を繰り返す反すう思考はうつ病を再発させる主要要因であり、悲しみの増加がわずかなものでもうつ思考の神経経路を再活性化させます。マインドフルネスはネガティブ感情体験の代替方法であり、ネガティブ感情がうつ病へとつながるのを防ぐことができます。MBCTは下降スパイラルへと引き込まれるのを避けるための心のギアの入れ替え方法を教えます。MBSRとMBCTを勧める専門家らは、『うつを通り抜けるマインドフルな道』［邦題『うつのためのマインドフルネス実践』][13]を共著しました。この本にはジョン・カバット＝ジンがナレーションをした瞑想CDが付いています。

> **マインドフルネスへの最初のステップ**
> 1. できるときに、1度に1つのことだけをします。
> 2. 現在あなたがしていることが何なのかに十分な注意を集中させます。
> 3. 意識が横道にそれたら、そっと元に戻します。

　カバット＝ジンは、ある1つの瞬間にほんの少しの意識でも向けることができれば、慢性的不幸感につながる一連の出来事の鎖を断ち切ることができると述べています。あなたが毎日やっている日常活動を選ぶことから始め、注意して一瞬一瞬の意識をその活動に向けると決心してください。マインドフルネスを皿洗いに応用することが、実践を発展させる典型的方法です。流しの温水に両手を浸したときの感覚、湯と水を調節したときの水温の変化、洗剤の香り、皿を洗って重ねるリズム、洗ったナイフやフォークなどの輝き、食器が汚れた状態からきれいになるコントラスト、作業が終わったときの達成感に気づくことでしょう。このマインドフルアプローチはまた、他の家事や、食事、歯磨き、シャワー、運転などにも適用できます。身体が私たちに発するメッセージに直接気づくことが、頭の中でしつこく続く内なる声を低減します。

マインドフルネスの実践

　マインドフルネスは何千年も前からあります。いくつかの実践法を始めるための簡単なステップを以下に挙げます。MBSRやMBCTのようなマインドフルネスプログラム（通常8週間）に参加するのもいいでしょう。ウェブ検索すると最寄りの場所が見つかります。

瞑想――マインドフルアプローチ　第6章

マインドフルな呼吸

1. 座っても横になってもいいので、心地よい姿勢を見つけます。座位であれば背中をまっすぐにして肩を下げます。
2. 目を閉じます。
3. 呼吸に注意を向けます。ゆっくり息を吸ったり吐いたりしたときに体内でどう感じるかに意識を向けます。正しく呼吸をしてください。息を吸ったとき腹部がふくらむのが正しい呼吸です。
4. 次に腹部に注意を向けます。息を吸ったときに腹部が上がってふくらみ、息を吐いたら沈むのを感じます。
5. 徹底した呼吸体験に没頭します。
6. 呼吸から自分の気持ちがそれていることに気がついたときにはいつでも、何が原因で注意がそれたのかを理解した後、今この瞬間の呼吸に戻ります。
7. 10分間続けます。あるいはそれ以上続けても良いでしょう。

歩行中のマインドフルネス

　外の世界に注意を向けない座位でのマインドフルな呼吸よりも、より活動的な瞑想を好む人もいます。マインドフルに歩くことは、歩くという体験への集中を保ちながら、環境、天候、人々といった外界で起こっていることを十分認識することです。これは私たちの身体への気づきを深める良い方法です。初めて行うときには、交通の心配がなく15〜20分間中断せずに歩ける公園のような開放的な場所を見つけてください。

1. ある場所に立ったら、足を通してあなたの体重がどのように大地とつながっているかを意識します。あなたの足が地面、靴、靴下などと接している感覚に注意します。腕を自然に下ろして歩き始めます。
2. 普通に歩きますが、気づきを深めるために速度を落とします。足の裏に注意を集中します。足の上げ方、下ろし方、地面に触れてそのあと足が離れることに注意を向け、一歩ごとの体の動きに注意します。
3. 歩くときに身体全体に注意を向け、身体の各部分がリラックスするようにします。
4. どのような感情が存在するか、頭の中で何が起こっているかを意識します。歩くこととは関係のない考えが浮かんできたら、その考えが消えるのを待ち、動きの体験に注意を戻します。
5. 外の世界と中の世界の意識のバランスを保ちます。

　いったんこのコツをつかむと、日常の外出が歩行中のマインドフルネス実践の機会となります。

レーズンエクササイズ

これは、何らかの対象にマインドフルに注意を払うやり方をクライエントに詳しく説明する際に多くのセラピストが用いるエクササイズです。レーズンである必要はありませんが、ブドウやブルーベリーのように小さくて扱いやすい食べ物を選んでください。

1. レーズンを1分間見て、色と質感を意識します。そしてその香りにも意識を向けます。
2. 次にレーズンを口の中に入れますが、まだ噛みません。口の中で転がし、舌で質感を感じます。
3. その後レーズンを少しかじり、皮と果肉での味と食感の違いを意識します。
4. 意識すべきすべてのことに意識を向けたら、ゆっくりとレーズンを食べ、味や感じるあらゆることを意識します。

マインドフルネスは、味わうことと多くの共通点があるとあなたは気づいたかもしれません。確かに共通点は多いのですが、双子というより従兄弟です。マインドフルネスには感情が関わることも関わらないこともありますが、感情は味わうことの対象なのです。

ボディスキャン瞑想

これは、その瞬間に私たちの内面の景色で起こっていることと身体的・感情的感覚を感じ取るのに役立つマインドフルネスエクササイズです。ボディスキャンは気持ちを落ち着けたり自分自身の内面に注意を集中したりするのに良い方法で、心が動揺した後で用いることもできます。時間をかけて身体の各部にゆっくり細部にわたり注意を向けます。私は横になって行うことを勧めますが、立ったままでもできます。指導付きの瞑想プログラムで声を聴きながら行うといいですが、別の方法としては、瞑想に合うリラックスする音楽をかけて行ってもいいでしょう。

1. 横になって心地よい状態であることを確認します。目を閉じ、呼吸に注意を向けることから始めます。あなたの身体がベッドや床と接触しているところを意識します。2～3度深呼吸し、気持ちを落ち着かせます。
2. 片方の足の指か頭頂部から始め、ゆっくりと身体の上部へまたは下部へと注意を向けます。目的は、骨、筋肉、内臓、血液の流れなど、身体の各部をじっくり感じ、身体の中に存在しているものを意識することです。どこが緊張しているか、リラックスしているか、熱いか、冷たいか、しびれているか、うずいているか観察します。その瞬間に体内に存在するものが何であっても、それがあなたの注意を向けるものです。

瞑想——マインドフルアプローチ　第6章

3. あなたが気がつく感覚の質を軽い好奇心で調べます。その意図は、違いを感じたりリラックスしたりすることではなく、何が存在するかを意識することです。これはうれしい結果となるかもしれません。
4. 順にスキャンを進めていきます。片方の足指から始めたのであれば、ゆっくりと上のほうに上がります。足、ふくらはぎ、膝、太もも、骨盤部、腰、胃、中背部、胸、肩、腕、手、首、顔、頭にどのようなことが起こっているのかを意識します。各部位で2～3分止まり、そこに在るものへの認識を深めます。
5. 気がそれたときには、そのときの思考や感情を意識してそれたことを認識し、マインドフル状態を維持し、ゆっくりと意識を呼吸とスキャンしている部位に戻します。
6. 正しくやっているか、「効き目が出ているか」どうかを心配しないでください。スキャンは、深いところで身体と再び結びつき、身体感覚、考え、感情のつながりを認識する方法です。

推薦図書

Williams, M., Teasdale, J., Segal, Z., & Kabat-Zinn, J. (2007). *The Mindful Way through Depression*. New York: Guilford Press.［越川房子・黒澤麻美訳（2012）．うつのためのマインドフルネス実践．星和書店］

Mental Health Foundation　www.bemindful.co.uk（マインドフルネスをテーマにしたウェブサイト）

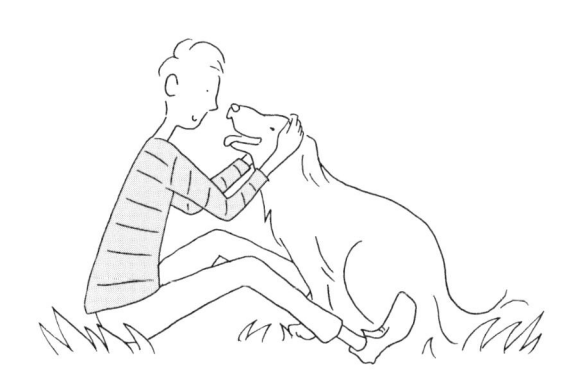

第7章
楽観主義を学ぶ
心理的自己防衛

★

- **楽観主義を学ぶとはどういうことでしょう**：ポジティブな結果を期待すること、つまり物事はうまくいくという自信の感覚です。
- **言い換えれば**：グラスには半分も入っているという見方です。
- **やってみましょう**：悲観主義、ネガティブ思考を克服するために。
- **これが気に入ったら、次のこともやってみましょう**：「ポジティブ感情」(第3章)、「レジリエンス」(第8章)。

私は長年、自分は生まれつき悲観主義者であると確信していましたが、たとえ生来の悲観主義者でなかったとしても、状況が間違いなく私を悲観主義者に仕立てていました。人生は困難なものであろうと予想していましたし、成功するには大量の仕事をこなし、たくさんの犠牲を払って不利な状況を克服する以外に道はないと信じていました。当然のことながら、うつ病エピソードを発症しやすい傾向にありました。転期が訪れたのは、ある冬のこと、アルプスへのスキー旅行から帰るときのことでした。ジュネーブ空港に着くと雪が激しくなっていて、すべての飛行機が離陸できなくなっていました。空模様同様に暗く憂うつな気分になりました。人生で行き詰まっていた私は、空港でも足止めにあってしまいました。何か変わることなどあり得ない。ドスンと椅子に腰を下ろし、長い待ち時間になると諦めて、読む物を出そうと荷物に手を伸ばしました。このとき探り出した本が、マーティン・セリグマンの著書『学習された楽観主義』[邦題『オプティミストはなぜ成功するか』] でした。この本で、私は生来の

第7章 楽観主義を学ぶ――心理的自己防衛

悲観主義者であっても楽観主義を育むことができると気づきました。悲観主義は不動のものではないのだと。これは、やろうと思えば人生は変えられるという確信を与えてくれた啓示とも言える新事実で、ついに私は素晴らしい幸福感へ向かう軌道に乗ることができました。

　楽観主義も悲観主義も、問題に遭遇したときの考え方や感じ方に影響します。楽観主義者は困難な状況にあっても良い結果を期待し、そこから比較的ポジティブ色が強い複雑な感情が生じます。これに対して、悲観主義者は悪い結果を予想し、そこからは不安、怒り、悲しみ、絶望など、よりネガティブな感情が起きます[1]。この研究分野でわかった最も気分を高揚させる発見の一つは、受け継いだ遺伝子や成育歴、人生経験に関わらず人はより楽観的な人間になれるということです。物事は、私たちが想像するよりも柔軟性があります。それから20年経った今、私は楽観主義の実践者であり、楽観主義に気分を高揚させる数々の恩恵があることの証明でもあります。「実践者」と言うのは、私が楽観主義を一種の心理的自己防衛として意識的に今も行っているからです。楽観主義は育む価値があります。というのは、楽観主義は、下降スパイラルでうつ状態へ陥らないようあなたを防御する盾の役割を果たします。現在私はその技法をクライエントに教えていますが、悲観的な思い込みという怪物をうまく打ち負かしたときの明らかな安堵感を何回も目の当たりにしました。悲観主義はおぞましい大きさに成長することがよくありますが、楽観主義はもっとデリケートで、それを発展させるには育む必要があります。

悲観主義はどのようにしてうつ病を引き起こすか

　悲観主義はあなたを素早くうつへと運びますが、楽観主義はそうならないように守ってくれます。楽観的な人は人生のストレスに対処するに際してレジリエンスが高く、悲観主義者よりも容易に立ち直ることができます。うまくいく見込みに対して悲観的だと、確実に成功させようと努力する可能性が低くなり、障害に会うと諦めてしまいがちです。これによってもちろんあなたが恐れている悪いことが起きる可能性がさらに高まり、予言した通りのことが起こり

ます。これが「学習性無力感」[2]の本質です。「自分が何をしようと大きな違いはない」、難しい状況を変えたり、コントロールしたりするために自分にできることはない、という悲観的な思い込みがあると、あなたは諦め、希望を失い、無力になります。うつ病が物陰に潜んで待ち伏せしています。悲観主義者はまた、苦難への対処法の一つとして反すうしがちでもあります。つまり、苦しみを生み出す原因と結果について繰り返し際限なくくよくよ考えるのです。反すう思考の習慣のある人はうつ状態になる可能性が高いようです。

　30年以上の研究によって、悲観的なものの見方をする人はうつ病や健康障害になりやすいことがわかっています。悲観主義者は学習性無力感に陥りやすいのですが、これには、彼らの「説明スタイル」が影響しています。説明スタイルとは、なぜ物事が起きるかの理由を常々自分に説明する方法です。楽観的な説明スタイルはうつ病を予防しますが、悲観的な説明スタイルは無力感を増大させ、これが次にうつ病の引き金となることがあります。マーティン・セリグマンは、楽観的なものの見方を習得することにより、気分や健康を向上させることが可能であることを見出しました。

楽観主義は心の自己防衛

　楽観主義は、悲観主義によって生まれたネガティビティを軽減する考え方です。楽観主義者はコップには半分も入っていると考えます。良いことが起きると予想し、自分にとって人生は順調にいくという自信を持っています。一言で言うと、楽観主義が人の役に立つメカニズムはこういうことです。何かがうまくいくだろうと期待すると、必ず成功するようにと努力する意欲が増します。そして、努力をするので、成功する可能性がより高まります。職場でも楽観主義者は悲観主義者よりも成功を収めています。健康に関しても、精神的、身体的ウェルビーイングを享受しているのは楽観主義者です。何かがうまくいかないときでも、楽観主義者はよりうまく対応し、苦悩や、抑うつ、不安を体験することが少ないのです。楽観主義者はより良い免疫システムを持っていて、手術からの回復も早く、長生きでもあります。楽観主義者の生活に悪いニュース

が舞い込んだ場合でも、彼らは意外にも否定する態度をとりません。それよりむしろ問題を解決する方法を見つけることに集中します。だからこそ、彼らはネガティブな出来事にもよりうまく適応しているのです。例えば、調子が悪い症状があれば医者に行って診察を受け、健康管理のアドバイスをしっかり守ります。研究によって、楽観主義に対する楽観的見方が十分に正当化されています。というのは、それが次のような人生における多くの良いことと関連しているからです。

- ◆ 幸福感
- ◆ ポジティブな気分
- ◆ 人生への満足感
- ◆ 健康
- ◆ 高いパフォーマンス
- ◆ 成功

楽観主義にデメリットはあるか

ここまで読むと、楽観主義者は良いこと尽くしのように思えますが、少し短所もあります。

- ◆ 楽観主義者は時に不正確な現実認識に傾き、その結果、非現実的な自信を持つことがあります。
- ◆ ある種の疾病について自分は低リスクと見なし、喫煙などの健康リスクを過小評価することがあります。
- ◆ スピード違反、飲酒運転、不特定多数の人との性交渉など、危険性の高い活動に関与したいと思う傾向があるかもしれません。

楽観主義者は、自分のネガティブ感情を否定したり、自分のコントロールがほとんど効かない状況でいつまでも頑張ったりしてストレスの影響を受けやす

くなることがあります。楽観主義者のウェルビーイングへの潜在的な脅威の一つは、重いトラウマや喪失によって人生についての楽観的な見方が打ち砕かれることです。悲観主義者にとって、これは自分の信念を単に強めるだけでしょうが、楽観主義者にとっては世界観の崩壊や人生の出来事を左右する能力に対する自信の喪失につながりかねません。しかしながら、楽観主義者のほうが自分の世界を再構築する能力を備えている可能性があると示唆する証拠があります。悲観主義者は困難があると否定へと向かう傾向が強く、楽観主義者は困難と直接向き合う傾向が強いようです。悲観主義者が不幸な出来事で生じたつらい感情に対応することに注意を向けるのに対して、楽観主義者は問題そのものへの対応に集中します[3]。

悲観主義はどうなのか

　読者の中から、悲観主義はより現実的であると、つまり悲観主義は安全な選択肢で、物事がうまくいかないときに落胆することが少ないのだと抗議する声が聞こえてきます。もしあなたが悲観主義者なら、それがどれほど憂うつなことか、きっと嫌というほどわかっているでしょう。悲観主義はネガティブなことに焦点を当て、問題を際立たせ、物事が悪いほうに進むと予想する考え方です。悲観主義者は最悪なことが起こると見込んでいて、実際それが起きると、悲観的に考えた自分はずっと正しかったと確信することになります。そうすると、予言した通りのことが起こったということで、ネガティブ思考パターンは強化されます。ところが、多少悲観的なものの見方は老年期にはあながち悪いものとは言えないことを示唆する証拠があります。ある研究で、高齢者にとっては、現実に即した悲観的視点がネガティブなライフイベントにうまく適応することになることがわかっています[4]。

● 悲観主義の中のポジティブなこと
　悲観主義の中でも、他よりポジティブな種類の悲観主義があります。あなたが、万一の雨に備えて傘を持ち歩く、交通機関のストライキに備えて目的地ま

第7章 楽観主義を学ぶ——心理的自己防衛

での代替ルートをすべて調べておく、過去に何度もうまくできたプレゼンテーションなのに際限なくリハーサルするといった、常に用意周到なタイプの人ならば、「防衛的悲観主義者」である可能性が高いと考えられます。

防衛的悲観主義は不安をコントロールするために用いられる対処方略の一つです。防衛的悲観主義者が行うことは最悪の事態に備えることです。これは、ボーイスカウトの標語**「備えよ常に」**を具現化したものと考えてください。防衛的悲観主義者は、潜在的な失敗の打撃を「和らげ」られるように期待を低く設定し、うまくいかない可能性のある物事すべてに特別な注意を払いながら、様々な精神的シナリオを演じ上げます。その上で、失敗を避けるべくこれから行うタスクの準備を懸命に行います。その努力はたいがい報われます。自分がこのタイプであると認識する方は安心してください。防衛的悲観主義は心配しがちな人には有効な方略のようです。あなたがコントロール感を得て、その不安をうまくできるよう努力することにつなげるのに役立ちます。あなたが生来の防衛的悲観主義者であれば、この種のネガティブ思考におけるポジティブなことは、より良いパフォーマンス、自尊心、目標への前進、支えとなる友情の輪を広げることにつながる可能性があります[5]。

● 2つの考え方

楽観主義と悲観主義の重要な違いは、自分に起こることの説明の仕方、「説明スタイル」です。これは自分に起きる出来事を解釈する自動思考なのです。

説明スタイル

私たちは3種類の方法で出来事を説明します。

自分…………自分ではない
いつも…………いつもではない
何もかも…………何もかもではない

個人的―永続的―普遍的

何があなたに起きるかは、自分に対するその出来事の説明の仕方ほど重要ではありません。どう説明するかが楽観的思考と悲観的思考の顕著な相違です。悪いことが起きたときに悲観主義者がどう考えるかを見てみましょう。次のようなものが彼らの説明スタイルです。

- **自分のせい**（個人的）
- **いつものこと**（永続的）
- **あらゆる面でこんなふうだ**（普遍的）

悲観主義者が実際にどのように反応するかの例を見てみましょう。仮に就職の面接に失敗したとします。そのとき、彼らは次のように考えるのではないでしょうか。

- 全部自分が悪い。私はひどかった。面接官たちは**私**を気に入らなかった（個人的）。
- いつもこんなふうだ。二度と仕事に就けることはないだろう（永続的）。
- 自分の人生は**あらゆる面で**不運だらけ。何もかも台無しだ（普遍的）。

不運は全部自分のせいであり（個人的）、いつまでも続くもので（永続的）、自分の人生のすべてを駄目にするだろう（普遍的）——自分にこのようなメッセージを送るのは、どれほどつらいことでしょう。楽観主義者は悲観主義者と逆の考え方をします。ですから、何か悪いことが起きると、楽観主義者は次のように考えます。

- **自分のせいではない**（非個人的）
- **いつものことではない**（非永続的）
- **あらゆる面でではない**（非普遍的）

就職の面接に失敗したという先ほどと同じシナリオにこの説明スタイルを使うと、次のようになるでしょう。

第7章 楽観主義を学ぶ──心理的自己防衛

- **自分**に問題があったわけではなく、彼らは誰かもっと経験豊かな人を見つけたに違いない（非個人的）。
- **いつも**のことではなく、前には仕事に応募して採用されたことがあるし、今後、応募して職を得るだろう（非永続的）。
- このような悪いニュースが**あらゆる面**であるわけではない。私の人生の他の部分は今うまくいっている（非普遍的）。

楽観主義者は、それが個人に問題があるのではなく、ほんの一時的な、人生のこの特定の部分における少しばかり悪いニュースに過ぎないと考えています。こうして、楽観主義者は悪い出来事が持つネガティブな影響を最小限にすることができるのです。

● 物事がうまくいかないときに楽観主義者のように考える

あなたが悲観主義者ならば、次に何か悪いことが起きたときに苦痛と落胆を小さくするため、楽観主義者のように、自分に問題があるのではない、いつもではない、どこででもではないと考えることを試してみてください。これには3つの次元があります。

1. なぜその悪いことが起きているかについて、可能性のある他の理由を考えてみましょう。ことの是非はともかく、楽観主義者はうまくいかないことの原因は自分自身にある（すべて自分が悪い）のではなく、外的なもの（他者、状況）にあるとしがちです*。これは彼らが自尊心を保つのに役立ちます。
2. 永遠に続くことのように感じられるかもしれませんが、一時的である可能性が高いと自分に言い聞かせましょう。過去を振り返って、物事が変わりゆくことの証拠を探しましょう。私たちは変わります。季節も変わり、体の細胞一つひとつも変わります。この出来事も過ぎ去るのです。
3. 広くあなたの人生の他の面に目を向けましょう。確かにこの面では落胆したかもしれませんが、現在うまくいっている他の部分にはどのようなものがありますか。家、仕事、人間関係、健康、財政、遊び、勉強、精

神活動など考えてみましょう。

*これは楽観主義者の考え方の特徴ですが、人生の選択にはあなた自身が責任を負わなければなりません。

● 良いことが起きたときに楽観主義者のように考える

楽観主義者と悲観主義者はまた、人生のポジティブな出来事を考えているときの説明スタイルも反対です。良いことが起きると、楽観主義者は次のように考えます。

- ◆ **自分の力だ**（個人的）
- ◆ **いつものこと**（永続的）
- ◆ **あらゆる面で**（普遍的）

就職面接に成功するなど良いことが起きると、楽観主義者は自分の技能、面接でのパフォーマンス、人を感動させる要素など、すべて自分の力によるものである（個人的）と、しかも、この幸運は続くであろう（永続的）と、また、人生の他の面にも良い影響をもたらすであろう（普遍的）と考えるでしょう。悲観主義者の場合はこの逆で、良いことが起きたときは次のように考えます。

- ◆ **自分の力ではない**（非個人的）
- ◆ **いつものことではない**（非永続的）
- ◆ **あらゆる面でではない**（非普遍的）

悲観主義者は、自分が応募した職が得られて驚いたとき、自分の力というより偶然で（非個人的）、幸運は尽きるであろう（非永続的）、そして人生の他の面には影響しないであろうし、人生の他の面はまだ良くない状態である（非普遍的）と考えます。

楽観主義を学ぶ──心理的自己防衛 | 第7章

	楽観主義者の言い分	悲観主義者の言い分
ポジティブな出来事	**自分**：良いことは自分の手柄である。	**自分ではない**：偶然である。自分の手柄ではない。
	いつも：これは続く。	**いつもではない**：一回限りのこと。続くことはない。
	あらゆる面で：この幸運は広がっていく。	**あらゆる面でではない**：(これは良かった)けれど、他のことは全部悪い。
ネガティブな出来事	**自分ではない**：自分に問題があるわけではない。	**自分**：すべて自分のせいだ。
	いつもではない：これも一過性のこと。	**いつも**：永遠。
	あらゆる面でではない：人生のこのわずかな部分だけのことで、他の面はうまくいっている。	**あらゆる面で**：自分の人生のすべてに影響するだろう。

● あなたのネガティブな自動思考に注意を払う

　物事についての考え方を変えるということは、自分の自動思考を意識的に中断することを意味します。学習性楽観主義者になるための第1段階は、この内なる対話やあなたの頭の中の批判的な声に注意を払い、あなたの内なるラジオ局からどのようなネガティブな自動思考が聞こえているかに気づくことです。自分の悲観主義の特徴がわかり始めるかもしれません。あなたは、うまくいかないことはすべて自分が悪いと考え、外部の状況を無視するタイプですか。

　それとも、物事が悪化すると、それは変わらないだろうと考えるタイプですか。私はアメリカからトレーニングプログラム推進のために来た、自称「回復中の悲観主義者」と肩を並べて働いたことがあります。この人は非常に背の高いアメリカ人で、標準的なイギリスのホテルの部屋に備わっている設備に慣れていませんでした。シャワーヘッドが彼には低すぎる位置にあり、不満ながらもかがんで使わなければならないと諦めていました。ところが、3日目にレバーに気づきました。何ということか、シャワーヘッドが高く伸びたのです。これは悲観主義の永続性の日常的な表れ方の典型で、何かが固定的で変えられないものだと自動的に想定しています。悲観主義のもう一つの表れ方は、何かうまくいっていないことに対して、人生のこの特定の部分にストレスがかかってい

るのだとあるがままに受け止めることをせずに、それが自分の人生の何もかもを台無しにしたと想像して過剰反応するときです。

楽観主義を学ぶ

　私たちが起きたことを説明するやり方は、将来起こる出来事に対して自分たちがとるであろう態度を示していて、この説明方法は自分たちの気分に影響を与えます。悪い出来事に悩まされている悲観的な説明スタイルの人はうつ状態に陥りやすいのですが、楽観的な説明スタイルの人はうつに対してずっと強い抵抗力があります。マーティン・セリグマンはその名著『学習された楽観主義』で楽観主義を育む方法を説明しています[6]。ABCDEモデルを使って、私たちが人生の出来事をどう考えるかの過程と、3つのDの1つを用いて悲観的思考を打破する方法を説明しています。

- ◆ A＝不幸な出来事 (Adversity)：「A」は不幸な出来事を表し、何が起きたかの事実のことです。
- ◆ B＝信念 (Belief)：「B」はそのときの不幸な出来事についてあなたが信じていることで、何が起きたかについてのあなたの解釈です。
- ◆ C＝結果 (Consequences)：「C」はあなたの感情や行動にもたらされる結果です。これはあなたの「B」、つまり不幸な出来事についてのあなたの信念によって左右されます。
- ◆ D＝反論 (Disputation)、気分転換 (Distraction)、距離を置くこと (Distancing)：「D」は、悲観的信念に対処するためにポジティブサイコロジーが推奨する3つの方法です。
- ◆ E＝活力を吹き込む (Energize)：「E」は、悲観的信念の打破に成功したときに新たに生まれる活力と安心感を意味します。

　セリグマンは、あなたの感情や行動に及ぼす結果を左右するのは出来事についてのあなたの信念なので、起きたことについての自分の信念がどういうもの

楽観主義を学ぶ――心理的自己防衛　第7章

かを認識し始めるために、自分のABCを理解するよう勧めています。ノートを持ち歩いて、起きた不幸な出来事をリストに記載し、後で腰を下ろしてBとCからAを切り離してください。次の表にある例を使いましょう。

A (不幸な出来事)：私の誕生日パーティーへの招待状に友人の1人から返事が来ていない。
B (信念)：彼女は私を大切には思っていない。
C (結果＝あなたはどう感じ、どうしたか)：怒りを覚え、腹が立ち、アドレス帳から彼女の名前を消した。

A (不幸な出来事)

　　　　　　　　　　　　　　　　　　　　　　　　　　　
　　　　　　　　　　　　　　　　　　　　　　　　　　　

B (信念)

　　　　　　　　　　　　　　　　　　　　　　　　　　　
　　　　　　　　　　　　　　　　　　　　　　　　　　　

C (結果＝あなたはどう感じ、どうしたか)

次のところでは、悲観的な信念Bに立ち向かいます。これには、3つのDである**反論、気分転換、距離を置くこと**の1つを用います。**反論**はここでの主要ツールです。あなたが弁護士として法廷にいて、悲観的信念と論争していると想像し、自分に次の質問をしてください。

◆ この信念の根拠は何か。信念を是とする根拠と否とする根拠は何か。

- ◆ 起きた出来事について、別の説明はあるか。
- ◆ この信念を持つことにどのような意味合いがあるか。
- ◆ この信念は自分にとってどれほど有用か。自分の役に立つのか、不利に作用するのか。

　悲観的信念についての論争で最も効果がある方法は、その信念がいかに正確なものではない可能性があるかを示すことで、これには根拠が必要です。心が自動的に悲観的な信念を裏づける根拠を探すかもしれないので、信念と相反する根拠を見逃しがちです。先ほどの例の場合、招待状に返事をくれないその友人は無神経なのだと信じ切っているためにあなたは落ち込んでいるのですが、例えば、その友人は旅行に出ていて招待状を受け取っていないかもしれないといった他の根拠を見逃しているかもしれません。

　根拠を調べることにより、あなたは個人的でも、永続的でも、普遍的でもない不幸な出来事の原因を見つけられるかもしれません。実践する際、ネガティブな自動思考を中断しようとすることで、少しぎこちない感じがするかもしれませんが、これはやり続ける価値がありますし、粘り強くやっていれば必ず容易になっていきます。起こるかもしれないことについて予想し得る最悪の結末を自動的に選択するという習慣は、悲観的考え方が手に負えない状況に陥るとよく見られることですが、この習慣に対してあなたは自分自身を説き伏せることができるようになるかもしれません。先ほどの例では、「**私が出した招待状に友人から返事がない、彼女は私のことを大切には思っていない**」から始まって、「**友人の誰も私のことを大切には思ってくれていない**」へ、それから「**私には本当の友人は一人もいない**」と進み、さらには「**私を大切に思う人は誰一人いない**」となるかもしれません。すべては1人が1通の招待状に返事をよこさなかったからです。

　悲観的信念がいかにしてとてつもない大きさで独り歩きをするか、そして、その友人が旅行中で不在だという根拠を発見することで、いかにしてそのような不運状況の誇大化を避けることができるか、みなさんおわかりになるでしょう。私はクライエントのコーチングでよくこれを行い、根拠を検討して予想し得る最悪の結果に突っ走るのを止める手助けをしています。

楽観主義を学ぶ──心理的自己防衛 | 第7章

　信念に異議を唱えるバリエーションの一つは、出来事の原因は複数あることが多いので、起きたことについて別の説明を探すことです。別の説明を考え出すことで、自分へのダメージの少ない説明を見つけることができるかもしれません。例えば、誰も自分を愛していないというのではなく、その友人は招待状をまだ見ていないという説明です。

　その信念を持つことにどのような**意味合い**があるだろうかと自分に問うのも同じようなことです。ですから、この友人に無視されたという悲観的信念が真実であったとしても、その意味はどういうことでしょうか。この友人との関係は失ったかもしれませんが、すべての友人を失ったわけではありません。

　結局、この信念を持つことはあなたにとってどのように**有用**なのでしょうか。あなたの役に立ちますか。例えば、友人がみんなあなたを見捨てたと想像することは有益ですか。そうは思えません。ここで述べる技法はすべて、悲観的思考の自動的な流れを中断し、起きたことについてダメージの少ない説明を見つける助けとなります。

　反論と並ぶあと2つのD、**気分転換**と**距離を置く**ことはどちらもネガティブ思考に起因する恐怖、不安、怒りといった感情の強さを管理するための技法です。平静さを取り戻すと、悲観的な信念に立ち向かい、ネガティブな出来事について個人度、永続性、普遍性の低い説明を見つけるためにもっと反論が使えるようになります。それでは、気分転換のためにはあなたは何を使いますか。意識的に何か別のことに注意を向けることかもしれません。または、散歩に出るなど物理的に場所を移すことかもしれませんし、誰かと会話を始めることかもしれません。距離を置くことは気分転換と似ています。影響が小さくなるように自分と悲観的な考えとの間を離すことです。ネガティブな信念から遠ざかるために何があなたにとって功を奏するでしょうか。

リフレーミング──代替案を見つける

　リフレーミングは悲観主義との闘いに使えるもう一つの技法です。この技法は、ネガティブな状況においてポジティブなことを見つけることを含みます。

例えば、ある日曜日、あなたは田舎を散歩する計画でしたが、夜が明けると雨が激しく降っており、散歩は取り止めにしました。あなたは自分に問いかけます——この状況からどうやったらポジティブなことを見つけられるのだろうか。これを、ゆっくり朝寝する、田舎のパブに日曜のランチを食べに行く、あるいはずっと見たいと思っていたDVDを見る機会ととらえることでリフレーミングができるでしょう。こうして、散歩の取り止めという期待外れのネガティブな状況においてポジティブなことを見つけます。それによってネガティブな状況を和らげられます。いくらかの慰めがもたらされることがあり、そうではなくとも、リフレーミングすることを学習することにより、ネガティブ思考を疑い、悲観主義という苦渋から自分自身を守る習慣が身につくでしょう。次にリフレーミングのためのシナリオのサンプルをいくつか挙げますので、これらのネガティブな状況にポジティブなことを見つけられるかやってみてください。

- ひどいインフルエンザにかかり家から出られない。
- 運転免許試験に落ち、再試験をあと1か月受けられない。
- 恋人がいないのは友人たちの中で自分1人だけ。

私はこの技法を若者たちに教えて、楽観的な考え方を養う第一歩として特に有効であると気づきました。そのうちの1人のティーンエイジャーは簡易宿泊所住まいでしたが、立ち退くよう迫られていて、立ち退けばホームレスになってしまうところでした。非常に困難な状況に直面していましたが、驚くべきことにサム (仮名) は何とかそれをリフレーミングしました。宿泊所から立ち退かされたら、あまり好きではなかったところを離れて、B&B [朝食付きの民宿] に仮住まいするかもしれないし、そこでは朝食がついている、と考えました。サムは実際立ち退かされましたが、結局、母親と再会して同居するようになりました。ですから、彼のリフレーミングはよりポジティブな結果へ向かう道筋で彼を間接的に手助けしたとも考えられます。

楽観主義を学ぶ──心理的自己防衛　第7章

それは可能なのか

　私は、ネガティブ思考が最も凝り固まったケースにおいて楽観的なものの見方を養うために非常に有用な質問は「それは可能なのか」との問いだと気づきました。もしサムが自分の状況についてひどく悲観的だったとしても、文字通り、より良い宿泊場所に入れるという結末は可能なのでしょうか。もちろん可能です。失恋の後に新たに恋をすることは可能でしょうか。もちろん可能です。解雇された後に仕事を見つけることは可能でしょうか。もちろん可能です。再び幸せになることは可能でしょうか。もちろんです。容易には信じ難いかもしれませんが、理論上これらはすべて可能なのです。

心配する女性たち──女性はうつになりやすい

　うつは女性に多い問題です。心理学者スーザン・ノーレン＝ホークセマによると、女性は男性に比べてより高い幸福感とより重い落ち込みを経験する傾向があり、うつ病を患う可能性は男性のほぼ2倍です[7]。その理由の一つは反すう思考です。女性は何がうまくいっていないか思いめぐらし、際限なく問題をじっくり検討し、執拗に分析する傾向にあり、男性は気分転換して行動を起こすことが多いようです。この反すう思考は、悲観的な思考スタイルと相まって、うつ状態に陥りやすくします。過去について考えすぎるだけでなく、将来についても考えすぎる傾向があり、将来起きるかもしれないことについて最悪を想像して心配するのです。これは思考パターンの歪みにつながり、不安やうつ状態に陥ることがあり、薬物の乱用を起こしやすくなることもあります。

考えすぎのワナ

　心配をコントロールするためのヒントがあります。

- ◆ 気分転換する。
- ◆ あなたの懸念を書き出す。書き記すことで心の中の興奮を静めることができます。
- ◆ 特定の場所や状況など、考えすぎのきっかけとなるものを避ける。
- ◆ 毎日小さな一歩ずつで問題解決に向かって進む。気づかないうちに前に進んでいるものです。

心配タイム

　心配しすぎ、過度に感情的で、不安を感じやすく、うつ状態になりやすく、怒りっぽい人のためのエクササイズです。目標は、ついている日に喜びを台無しにする妨害を止めて、特定のときまで心配しないで放っておくことです。これは、「細かいことにくよくよしている」とか自分にはほとんどどうすることもできないことで悩んでいるときに役に立ちます。

- 自分が何かについて気をもんでいると気づいたらすぐに、問題はその日の後で、指定の「心配タイム」に考えることにすると自分に約束して心配するのを延期します。
- 「心配タイム」として15分から30分を確保します。リラックスした後とか運動の後など、自分が冷静で落ち着いた状態だとわかっている時間を選びます。
- 「心配タイム」ではないときに小悪魔が出てきたら、マインドフルの実践（第6章参照）や、運動など別の活動をして気分転換を図るようにします。

Frisch (2006) [8]

　悲観主義のネガティビティに楽観主義がどう利用できるかを見てきましたが、楽観主義はポジティブな意味で未来についてポジティブな気持ちを起こすのにも使えます。心理学者ローラ・キングは、「考え得る最善の未来の自分」について書くこと、つまり理想的な人生のビジョンを描くことは、ポジティブ感情が即座に高まり、その後何週間も幸福度が上がり、長期的に見ると疾病罹患率が減少するなど、心身の健康に大きな利点があることに気づきました[9]。これは、まったくのファンタジーの産物ではなく、目標を持つことをもとにした未来への理想的なビジョンを描くしっかりしたアプローチです。このアプ

楽観主義を学ぶ――心理的自己防衛　第7章

ローチでは人生の一つひとつの領域における最も大切な目標を考え、その目標を達成するとどのような気持ちがするかを思い浮かべるようにと指示されます。「考え得る最善の未来の自分」について書くことは、楽観主義を促進し、ポジティブ感情を豊かに生み出すとともに、希望を生む効果があり、この希望がこれらの目標を実現しようとする意欲を増幅させます。

　日記をつけることに慣れているのであれば、「考え得る最善の自分」について書くことがなぜ効果的かすでに見当がついていると思います。自分のビジョンを書き留めるという行為は、何が自分にとって本当に大事か、人生の優先事項、そして何が自分に意欲を沸かせるかについての洞察を得る手助けになります。その上、これらの目標にどうしたら到達できるか、行く手を阻む障害物をいかにして避けて進むかのアイデアを生むことができます。心理学者ケン・シェルダンとソニア・リュボミアスキーの研究に基づいたこの方法では、参加者は、4週間のコースの間好きなだけ何回でもエクササイズをするように勧められました。あなたが日記をつけたり、書き物をしたり、瞑想することが好きならば、このエクササイズはあなたに合っているかもしれません。

考え得る最善の自分

　邪魔されることのない静かで居心地の良い場所を見つけて腰を下ろします。
　例えば、今から1年、5年、10年先など、将来のある時点に、あなたの人生がどのようになっていたら一番望ましいかを20～30分考えてください。「考え得る最善の自分」について考えましょう。すべてがこれ以上ないほどうまくいった後の、未来の自分を想像しましょう。あなたは頑張って、人生の目標をすべて達成しました。あなたの人生の夢の実現、最善の可能性の実現と考えてください。

Sheldon & Lyubomirsky (2006) [10]

　ソニア・リュボミアスキーはこの活動を「楽観主義の筋肉」を発達させる方法の一つとして推奨しています。新しい習慣がどれもそうであるように、楽観主義を身につけるには練習が必要です。ですから、これとこれ以外のエクササ

イズを粘り強く続けてください。容易にできるようになると、人生の明るい面が見えるようになり、やがて心からのポジティブ感情が満ちてくるでしょう。

最善を期待し、最悪の事態に備える

　人生何事もそうですが、すべてバランスの問題です。盲目的な楽観主義は悲観主義一辺倒と同様にトラブルの元です。マーティン・セリグマンは楽観主義を選択的に適切に用いる「柔軟な楽観主義」を推奨しています。

● どういうときに楽観主義を選ぶべきか

- ◆ どう感じるだろうか不安なとき。やる気が落ちないようにするため、あるいは抑うつを追い払うために。
- ◆ 事態が長引きそうで、身体的健康が問題なとき。
- ◆ 昇進する、商品を販売する、ゲームに勝利するなど、成果が関わっているとき。
- ◆ 先導したい、他者を鼓舞したい、人々に自分に票を入れてもらいたいとき。

● どういうときに悲観主義を選ぶべきか

　指針となるのは、個別の状況において失敗の代償が何かを自らに問うことです。失敗の代償が命や大事な人間関係を危うくするなど大きい場合は、より慎重な悲観的手段を選んでください。酔っぱらいのパーティー好きが運転して家に帰ることを考えている場合、悲観的手段を選んでタクシーで帰ったほうが良いでしょう。飛行機のパイロットには、悲観主義を用いて離陸前にエンジンの異常音をよく調べてもらいたいものです。

　また別の心理学者サンドラ・シュナイダーは楽観主義と現実主義を組み合わせたハイブリッドを提案しています。これを彼女は「現実的楽観主義」と呼んでいます[11]。現実的楽観主義とは、自分が望ましいと思っている結果に現実的な見通しを加味したものを期待し、それに向かって努力することです。そうす

楽観主義を学ぶ——心理的自己防衛 第7章

ることによって、(バラ色の色眼鏡を通して見るのではなく)状況を正確に把握でき、成功を収めるためにどう進むべきかが自分でわかります。必要な努力もせずに何かがあなたの膝に落ちてくることを期待することではありません。

楽観主義を学ぶことについて賢者への一言

　楽観主義を育もうとして試みたけれど難しかったとしても、自分を責めないでください。ネガティブな自動思考というものは自動的なのです。悲観主義の習慣は変えるのが難しいことです。変えることが可能なのは**確か**ですが、どれほど大きな変化、あるいはどれほど長続きする変化が期待できるかについては疑問が残ります[12]。楽観主義の利点は、ほんの小さなこと一つひとつが重要だというようなことです。自分に優しくして、やり続け、自分の努力を評価することなく、達成した小さなステップ一歩一歩に感謝しましょう。私は20年経った今でも、自分を自然な楽観主義者だと言うつもりはありません。私はむしろ学習性楽観主義者です。楽観主義を学習することは生涯にわたる実践ですが、する価値があるのは間違いありません。

推薦図書

Seligman, M.E.P. (1990). *Learned Optimism*. New York: Knopf. [山村宜子訳 (2013). オプティミストはなぜ成功するか. パンローリング]

第8章

レジリエンス
回復への道

★

- ◆ **レジリエンスとはどういうことでしょう**：苦しい状況に対処し、そこから立ち直る能力のことです。
- ◆ **やってみましょう**：不幸な出来事にポジティブに立ち向かい、挫折のあと前へ進むために。
- ◆ **これが気に入ったら、次のこともやってみましょう**：「ポジティブ感情」(第3章)、「楽観主義」(第7章)、「活力」(第10章)。

破綻、喪失、争い、死別、健康障害は、私たちが一生のうちに遭遇する可能性のある不幸な出来事の一部です。人生は困難、ストレス、苦悩に満ちていますが、それは人間が生きる上で避けられない部分です。しかしながら、危機に直面して打ちのめされる人もいれば、人生の荒波を航行して立ち直ることができる人もいます。後者にレジリエンスがあることがその理由ですが、レジリエンスは幸福と同じように成長させることができます。

ここまで本書では、あなたのウェルビーイングを高めるためのポジティブサイコロジーの技法を見てきました。この第8章では、挫折やトラウマ、喪失の後にウェルビーイングを回復する方法を中心にお話しします。レジリエンスとは人生の不幸な出来事に対処できて、乗り越えられることです。私の同僚の一人は、レジリエンスは貯水池の水位のようなものだと言います。自分がボートに乗っているところを想像してみてください。前方に岩場があります。これは困難や危機といった険しい状況を象徴しています。レジリエンス (つまり水位)

レジリエンス──回復への道　第8章

が高ければ、無傷でこれらの岩を超えられる可能性が高いのですが、レジリエンス（水位）が低いと、岩にぶつかる可能性が高いのです[1]。

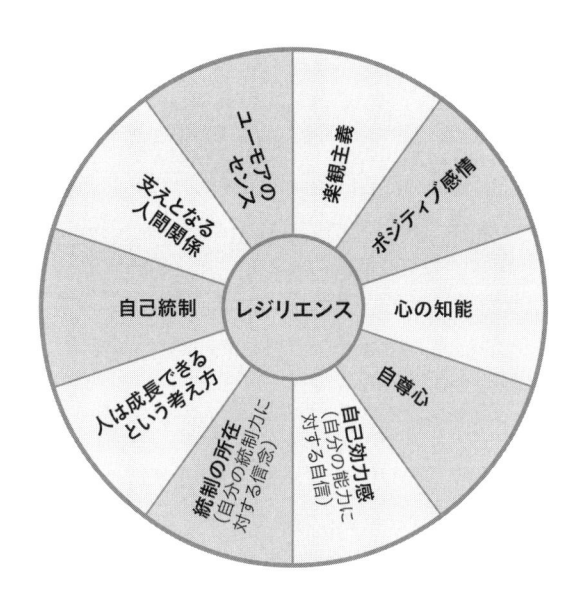

<figure>

レジリエンス

- ユーモアのセンス
- 楽観主義
- ポジティブ感情
- 心の知能
- 自尊心
- 自己効力感（自分の能力に対する自信）
- 統制の所在（自分の統制力に対する信念）
- 人は成長できるという考え方
- 自己統制
- 支えとなる人間関係

</figure>

　問題は、どうやってあなたのウェルビーイングの貯水池を満たしてレジリエンスを高めるかです。これに役立つ材料はたくさんあります。そのいずれかを発達させると、あなたのレジリエンスを高め、人生の嵐に翻弄されるのを避けるのに役立つでしょう。

　レジリエンスはポジティブサイコロジーの主要分野の一つで、困難な状況において人がポジティブな結果に到達できるようにします。ここでレジリエンスに焦点を当てることにより、ポジティブサイコロジーがネガティブなことにどう立ち向かうのかを示します。それには、次のような質問を使います。困難に対するポジティブな対処法にどのような方法がありますか。あなたの立ち直る力を支える上で何が有効ですか。また、あなたのネガティブな体験から得られるポジティブなものは何かありますか。この章では何が役に立つかを考えます。

115

特別ではないマジック

　レジリエンスはうれしいことに、特別な能力を必要としません。その代わりに、現実的な計画を考え出せるなどといった普通のスキルを利用します。この道の専門家の一人、アン・マステンはこれを「特別ではないマジック」と呼んでいます[2]。レジリエンスは人生の厳しい状況からの立ち直りを可能にするだけでなく、ストレスの悪影響からの防御の一つとしても機能します。レジリエンスのスキルの一部は子ども時代に発達しますが、大人になっても身につけることができます。ペンシルベニア大学のカレン・ライビッチとアンドリュー・シャテは心理的レジリエンスの7つの主要要素を明らかにしました。そのどれも育むことが可能です[3]。

1. **感情の認識と制御**：そのときに体験している感情を特定し、感じ方をある程度自分でコントロールする能力です。
2. **衝動コントロール**：レジリエンスのある人は性急に事を進めません。衝動をコントロールでき、不確実なことに耐えられます。
3. **楽観主義**：楽観主義（第7章参照）はおそらくあなたが育むことのできる最も重要なレジリエンスのスキルです。悲観主義はレジリエンスを弱体化します。
4. **原因分析**：なぜ物事が起きるかをじっくり考え、問題を多角的に考えられることです。
5. **共感**：他者の感情を理解できることです。人間関係を築き、互いに支え合えるようになります。
6. **自己効力感**：自分の問題解決力に自信を持ち、自分の強みを生かすことです。
7. **他の人との接触**：これは、他の人に働きかける能力です。ただし、リスクを承知でこれを行う意志があり、物事がうまくいかなくても受け入れることでもあります。

レジリエンス──回復への道　第8章

ポジティブコーピング

　危機に直面したときに防衛の最前線となるのは、あなたの習慣的なコーピングスタイル（対処方式）です。情動焦点型コーピング、問題焦点型コーピング、回避型コーピングのうちの1つを使うのが一般的です[4]。次の表[5]でわかるように、それぞれに長所と短所がありますので、自分の好むコーピングスタイルを知ることは価値があります。

情動焦点型コーピング	問題焦点型コーピング
ポジティブ	ポジティブ
感情を整理する	責任を引き受ける
じっくり話す	現実的な行動計画を立てる
友人のサポートに頼る	正確な情報を求める
泣く（感情の解放）	楽観主義を用いる
エクササイズとリラクセーション	
ネガティブ	ネガティブ
意味のない支援を求める	先延ばし
ストレスを深刻にとらえすぎる	非現実的な計画を立てる
アルコールと薬物の乱用	方略をやり抜かない
破壊的な人間関係を始める	悲観主義
攻撃	
不毛の希望的観測	

　情動焦点型コーピングは、危機を解決することよりも、危機によって生じた感情的苦痛に対処することに注意が向けられているときのものです。死別の場合のように、もちろんすべての危機に解決策があるわけでも、すべての危機が自分の力の及ぶ範囲内にあるわけでもありません。心の痛みに対処する方法を見つけることが理にかなった選択肢でしょう。情動焦点型コーピングには、親

友やカウンセラーとじっくり話す、泣いて感情を解放する、友人や家族の支えに頼るなどが含まれます。

　よく奏功する方法は、まずは抗し難い感情に注意を向け、気持ちが落ち着き、頭がすっきりするのを待ちます。すると、計画を立て行動を起こしやすくなります。これが、**問題焦点型コーピング**の本質です。このコーピングでは、あなたの注意は問題を解決するためにどのような手立てを講じることができるかに向いています。これはより積極的な対処法で、例えば事業に失敗した場合など、あなたがいくらかコントロールできる不幸な出来事に適しています。責任を引き受け行動計画を考え出すことで、あなたは前に進むための地図を持つことになります。危機に伴う感情を管理することも重要ですが、問題焦点型コーピングを育むことはいずれ報われます。それによって、あなたは事態を収拾し、前に向かって歩き始めることができるのですから。

　3番目のコーピングスタイルである**回避型コーピング**は、その名が示すように、危機から目をそらし気分転換を図ることです。問題の存在を否定することは完全にネガティブなことのように聞こえますが、短期的には問題に取り組む前に元気を回復させる気分転換としてポジティブな目的に役立つことがあります。そのためには、酒で悲しみを紛らわすといった不健康な気晴らしではなく、社会的活動など健康的な気晴らしを選ぶことが重要です。とはいえ、長期的に見ると、問題を見て見ぬふりをして事態が悪化する危険を冒すよりも、問題を直視しそれに対処する方法を見つけるほうが賢明です。

　ここで少し時間を取って、あなたの通常のコーピングスタイルを確認しましょう。前回あなたが対処しなければならなかった危機を思い出してください。何をしましたか。焦点を置いたのは感情を処理することでしたか、問題を解決することでしたか、それともつらさから気をそらすことでしたか。

- ◆ あなたのコーピングスタイルが情動焦点型であれば、前に進むための行動計画を考え出すようにしてください。
- ◆ あなたのコーピングスタイルが問題焦点型であれば、自分が危機についてどう感じているかに注意を向け立ち直りやすくするために、感情的なサポートが必要か否か考えてください。

◆ あなたの行動が回避的であれば、深呼吸をしてから、何が起こっているかに注意を向けてください。状況を改善するためにどのような行動がとれるでしょうか。

レジリエンス入門

　私はコーチングのクライエントに、思考、感情、身体的自己を対象とする3つのレベルでのレジリエンス強化に焦点を置くように勧めます。レジリエンスに用いる主要な思考技法は本書ですでに見ています。前章の楽観主義で取り上げたABCDEです。ここでカギとなるのは、困難が生じたとき自分の思考がどう機能するかを理解することです。思い出すヒントを以下に挙げます。

- ◆ **不幸な出来事** (A) が起きたら……
- ◆ あなたには、**信念** (B) つまりその出来事に関する考えがある。それは何が起きたかについてのあなたの解釈であって、この**信念** (B) が引き起こすのは……
- ◆ あなたの感情や行動にもたらされる**結果** (C)。あなたがそのときにどう感じ、何をしたか (たとえあなたが何もしなかったとしても)。

　心に留めておくべき重要なことは、結果を左右するのは不幸な出来事ではなく信念です。不幸な出来事は単に何が起きたかという事実です。ある人にとって些細な苛立ちが別の人にとっては悲惨な出来事なのです。これは、両者の間で不幸な出来事についての異なる信念が影響を及ぼしているからです。レジリエンスとは、あなたが変えられる部分をコントロールすることです。不幸な出来事はあまりコントロールできないかもしれませんが、出来事についてのあなたの信念に影響を与えることはできます。それこそが、私たちが狙う対象です。何が起きたかは大して重要ではありません。それよりも、起きたことをどう考えるかのほうが重要です。なぜなら、何かが起きた後に生じる感情や行動を左右するのは、起きたことの解釈だからです。簡単な例を1つ挙げましょう。

あなたは交通渋滞に巻き込まれてしまいました (不幸な出来事)。すると、遅刻して職を失うだろうという**信念**をあなたは持つかもしれません (いかにしてこれらの思考があり得る最悪の結末を自動的に選ぶかに注目してください)。そしてその**結果**、不安になり (感情)、リスクを冒して違法な近道を使おうとする (行動) かもしれません[6]。

レジリエンス思考の第1段階は自分のABCをよく理解することです。不幸な出来事 (特に、理解しやすい小さな出来事) が起きた後に、そのときあなたが抱いた考えや信念と、それがあなたの感情や行動に影響を及ぼした結果に注目してください。おそらく、他の感情よりも頻繁に現れる感情があることに気づくようになるでしょう。これが、どの種類の信念が作用しているかのヒントをくれるフィードバックメカニズムです。

強い感情のほうがさかのぼって解明しやすい、つまり初めに結果を見つけて、その後にそうした感情を起こさせたのはどういう信念や思考だったかを解明しやすい人もいます。次に挙げるのが一例と言えるかもしれません。ある夜帰宅すると郵便配達員から小包の不在通知があり、ムッとしました (結果として生じた感情)。さかのぼって考えると、その怒り (C) は、小包を取りに行かなければならないことで土曜日がつぶれるだろうという信念 (B) から生じたものとわかるかもしれません。

次ページの表にあなた自身のABCを記入してください。(わかるように一例を入れています。)

自分のABCを分析する習慣が身につくと、あなたの思考パターンがどのように不安、悲しみ、怒りの感情を引き起こすかがわかり始めるでしょう。それ自体、役に立つ情報です。というのは、不安、うつ、怒り、その他のどれを招くのがあなたの優勢な傾向であるか明らかにできるからです。これらのネガティブな思考や感情こそが、レジリエンスを弱体化させ、うつ病への下降スパイラルに陥らせるきっかけになり得るのです。

これらのネガティブな信念に立ち向かうことは不幸な出来事についての自分の考え方を疑い、より健全な考え方を取り入れることを伴います。反論のDを含み、これらの技法のほとんどを楽観主義の章 (94〜113ページ) であなたはすでに読んでいます。ポジティブサイコロジーのレジリエンスへの手引書『レ

第8章 レジリエンス——回復への道

不幸な出来事	信念	結果
（何が起きたか、事実）	（あなたの解釈）	（感情と行動）
隣人の車にぶつかった	彼は私を憎むだろう	びくびくして（感情）、彼を避けた（行動）

ジリエンスの要因』[邦題『レジリエンスの教科書』][7]は、これを**正確**かつ**柔軟**な思考を促すものであると説明しています。正確な思考とは、自分の抱いている信念を支持するか反証するかの根拠を比較評価することです。柔軟な思考とは、考え方がより適応性に富み、状況について別のより楽観的な見方を考え出すことです。あなたはなぜ私たちがこれを当然のこととしてやらないのかと不思議に思うかもしれません。邪魔をするのは**確証バイアス**と**ネガティビティバイアス**という一対の危険なバイアスです。

確証バイアスは、自分の信念を裏づける根拠に注目し、そうでない根拠を無視するという習慣です。私たちは自分の世界観に合うものには何でも気づきますが、自分の世界観に反するヒントは見逃します。例えば、あなたのネガティブな信念が解雇された後もう職には就けないだろうというものだとすると、経済が不況であるなどその信念を裏づけるように思える根拠には全部気がつくでしょうし、不景気でも失業者よりも就労者のほうが多いなど信念と相反する根拠を無視するでしょう。

ここが、ネガティビティバイアスが確証バイアスとペアを組むところです。脳は、失業中という残念な話など悪いところに焦点を合わせるようにあなたを導きます。そのため、あなたは解雇をきっかけに心躍る人生発展の章が始まった人たちの成功物語を無視します。

うつ状態だと、心は悲観的な世界観を裏づけるあらゆる根拠を提供し、それがあなたを下降スパイラルにさらに深く追い込むことがあります。これらのバイアスの存在を知ることは有用ですが、それは話のほんの一部に過ぎません。というのは、ストレスを抱えていたりうつ状態だったりすると陥りやすい誤った思い込みや思考の誤りなど、心はありとあらゆるトリックを仕掛けてくるからです。これらはみんな柔軟な思考力の妨げとなります。一歩離れて自分の思考を観察する(これにはマインドフルネスが最適です)と脳がどう作用してネガティブなことを頭から信用してかかり、ポジティブなことを信用しないのかがわかるでしょう。

認知行動療法の開発者の一人、アーロン・ベックはこの「歪んだ思考」がうつ病に関連していると気づきました。気分の落ち込みは多分に世界観によって引き起こされます。これらの自動思考を中断すれば、うつ病への下降スパイラ

ルに飲み込まれるのを食い止められます。以下に極めて一般的な思考の誤りのいくつかを挙げています。あなたがよく引っかかってしまうものがあるか見てください。

　これら思考の誤りはどれも、特にうつ状態においてはよくあるもので、視野を狭くさせます。この歪んだ思考が自動的だということが、出来事にABCで対処するもう一つの理由です。これをすることで、自分の思考に影響している思考の誤りを理解できるようになってきます。

思考の誤り[8]

- **全か無か思考**：絶対的ととらえる思考。「物事はいつもこんな具合になる」「絶対変わらない」。全か無か思考は、うつ病におけるキープレーヤーです。「いつもなのか。絶対になのか。本当にそれは事実なのか」と率直に疑問をぶつけましょう。
- **心のフィルター**：人生を灰色の眼鏡で見ること。ある出来事の1つの小さな要素だけに焦点を合わせます。しかも通常その要素は最も気分を悪くさせたり、最もネガティブであったりする部分です。
- **誇大視と過小評価**：状況の中のネガティブなことを誇大視（針小棒大に考える）したり、良いことを過小評価したりと現実を歪めること。
- **ポジティブの否認**：状況のポジティブな面を絶えずけなしたり、ないがしろにしたりすること。
- **結論の飛躍**：結論（通常ネガティブ）に飛びつくこと。これは誰かが考えていることについて憶測を立てる「読心術」や物事の成り行きを予想する「占い」の形をとることがあります。
- **すべて自分のせい**：自分の周りで起きるすべての不運の原因は自分自身であると考えること。
- **すべて他者のせい**：不運な出来事を他者や状況のせいであると考え、自分が関わったことに気づかない。
- **過度の一般化**：まれな例を引き合いに出して、世の中の動き方の法則に変えてしまうこと。
- **感情的決めつけ**：客観的根拠ではなく、感情に基づき判断すること。
- **すべき思考**：世の中がいかにある「べき」か、他人はどう行動する「べき」かの柔軟性のない思考パターン。
- **レッテル貼り**：誰かを負け犬と分類するなど、人や出来事にネガティブなレッテルを貼ること。

書き留めたり誰かとじっくり話したりしてネガティブな信念を客観化すると、脳の精神的策略から距離を置くことができます。例えば、「職を失った。もう二度と仕事に就けないだろう」といった自分の信念が事実に基づくものだと信じて、それほどネガティブだとは気づいていないかもしれません。書き留めることで、これが全か無か思考であると容易に気づくことができ、それに異を唱えることができます。根拠を検討することで、事実と信念とを分けることができ、自分のネガティブ思考のパターンを認識し始めることができます。あるネガティブ信念に対する反論の例を次に挙げます。自分の信念についてやってみてください。これは、自分の信念の正確性を調べ、ネガティビティに挑む方法です。

不幸な出来事：恋人と別れた。
信念：自分はもう二度と恋愛できないだろう。
どのような根拠があるか：
- 自分が成人してから、恋人がいない期間よりもいる期間のほうが長かった。
- 人は離婚後、新たな恋愛関係を築いている。ＸもＹも（具体的根拠）新たな恋愛関係を持った。
- いくつになっても恋愛関係は築ける。高齢者が恋に落ちる話や、長年音信不通だった恋人同士が再会する話がある。

不幸な出来事：
信念：
どのような根拠があるか：

....
....
....
....

第8章 レジリエンス──回復への道

不幸な出来事：
信念：
どのような根拠があるか：

....
....
....
....

不幸な出来事：
信念：
どのような根拠があるか：

....
....
....
....

不幸な出来事：
信念：
どのような根拠があるか：

....
....
....
....

　ここで「それは可能なのか」(109ページ参照) という問いが実に有用です。あなたは新しい恋愛関係を築くことができるでしょうか。恋愛禁止のひどく抑圧的政権下にいるのでない限り、答えは絶対イエスです。

レジリエンスの深い井戸――あなたのポジティブ感情

　ポジティブ感情には、レジリエンスにおいて果たすより深い役割もあります。ポジティブ感情は、ネガティビティやストレスの効果を消し、うつ病を防ぐ働きをし、ネガティブな体験からの回復を促します。アメリカが大きなストレス下にあった9.11［アメリカで2001年9月11日に起きた同時多発テロ事件］直後の状況を調べる研究で、ネガティビティの渦中でのポジティブ感情の存在はトラウマからの身体的回復を促進し、人々がネガティブな事態の中に意味を見出す助けとなったことがわかりました[9]。

　ひどく苦しいときに笑いがどれほど気分を高揚させるか考えてください。ユーモアはポジティブ感情を生むものの一例で、不幸な出来事に対処するのに助けとなります。心を明るくするような楽しい体験を探し出すことで、あなたの気分は良くなり、レジリエンスが強化されます。ポジティブ感情はあなたの心の風景を支配するネガティビティの力を緩めます。ポジティブ感情の専門家であるバーバラ・フレドリクソンは、ポジティビティはレジリエンスの中心にあって、うつ病へ滑り込むことにブレーキをかけると示唆しています。感謝の瞬間などのポジティブ感情によって、あなたは冷静にものを見る目を取り戻し、下降スパイラルを止め、立ち直ることができるようになります[10]。

　ポジティブ感情を引き出せることが、ストレス反応が早く消散する人とストレスがエスカレートし何日も続く人との違いです。そしてこれが生理的レベルでも起きます。ポジティブ感情は「リセットボタン」として働き、体が副交感神経系に戻るのを助け、心拍数や血圧を正常に戻します。レジリエンスのある人はネガティブ感情を体験しないというわけではありません。ネガティブ感情と同時にポジティブ感情を上手に持つことができます。ここまでの7つの章はどれも、ポジティブ感情の貯水池を満たしてあなたのレジリエンスのレベルを上げるのに役立つ活動について述べています。

第8章 レジリエンス──回復への道

救急レジリエンスのために身体のことを考える

　レジリエンス思考技法は冷静であることが必要ですが、これは不幸な出来事の真っただ中では見つけにくいことがあります。身体的に見ると、体は厳重な警戒態勢にあり、コルチゾールやアドレナリンといったストレスホルモンを出して「闘争か逃走」の生理的反応を起こしているかもしれません。扁桃体（ストレス、不安、恐怖、怒りと関連する脳の部分）は興奮します。これは不幸な出来事への対処に必要な、冷静で合理的な思考に対してまったく逆効果です。だからこそ、カッカしているときにどうしたら身体を鎮めることができるかを検討することは、良い結果をもたらすことがよくあります。これをすることであなたの体は警戒体制の交感神経系（私たちを闘争か逃走かに備えさせる）優位から、冷静な副交感神経系（休息と消化反応）優位にスイッチを切り替えます。すると気持ちが落ち着いて、より静かな場所でまともに考えることができるようになります。

レジリエンス救急箱

- ◆ 深呼吸
- ◆ 身体活動（ウォーキング、ジョギング、ダンス、水泳など何でもよい）
- ◆ 瞑想
- ◆ ヨガ
- ◆ 武道（太極拳など）

　身体は救急箱としてだけでなく、潜在的レジリエンスレベルに重要な役割を果たします。疲れているとき、体がだるいとき、病気のとき、よく眠れないときにいかに対処能力が低下するか、そして、快眠、適正な栄養、運動、十分なエネルギーがよりポジティブに物事を見るのにどれだけ役立つかを考えてみてください。あなたの身体的ウェルビーイングはあなたのレジリエンスに影響し

ます。心と身体のつながりを大事にし、身体に気を配ることが、どれほど不幸な出来事に対処する精神的能力を支えるかを覚えておきましょう。

他の人と接触する

　時に、最悪のところまで落ち込んで初めてうつ病から抜け出す道を見つけるということがあります。どん底に落ちてポジティブなことは、このときに他者に接触し始めることがよくあるということです。多くの場合、私たちは何をやってもダメだと思える事態に至るまで1人で頑張り続けてしまいます。私自身も、どん底で急停止して初めて、他の人が、見知らぬ人たちですら、とても親切で思いやりがあることに気づきました。

　レジリエンスの構成要素の一つは、他の人と接触することです。あなたが暗いトンネルから明るいところへ抜け出せるよう手助けをしたいと思っている人たちがいます。ですから勇気を奮い起こして、その人たちと接触してください。誰があなたのレジリエンスエンジェルかわかってうれしい驚きがあるかもしれません。うつ病の殺伐とした気持ちを経験し、それがどのようなものかを知っている人たちが集まっているうつ病のコミュニティがあります。サポートが得られる相手はあなたの知人たちの中だけではなく、例えばイギリスのうつ病同盟[11]など、手助けをしてくれるセルフヘルプのサポートグループもあります。同じような問題に直面したことがある人たちとあなたの体験を話し合うことは、回復途上にあるあなたの助けとなります。

レジリエンスのヒーローたち

　他の人はまたインスピレーションの源となることもあります。あなたにはレジリエンスヒーローがいますか。誰か不幸な出来事を乗り越え、成功へと進んだ人を知っていますか。地下に閉じ込められたチリの鉱山作業員など、危機を切り抜けた人たちの話でも、南アフリカのネルソン・マンデラやビルマのアウ

ンサンスーチーなど投獄期を生き延びた政治指導者の話でも、あるいはアンネ・フランクのような大きなレジリエンスを発揮した歴史的人物の話でも良いでしょう。もちろん、あなたにもっと身近な誰かでも良いのです。

　レジリエンスを育てるもう一つの方法は、レジリエンスのある人々の成功した方略から学ぶことです。あなたは誰からインスピレーションをもらえますか。その人たちは生き延び成功するために何をしたのでしょうか。私の友人に、自分が落ち込んでいるとき、1人で世界を航海した人や誘拐されて生還した人など、素晴らしい忍耐の成果が書かれた本を読むという人がいます。自分の不幸が本で読んだ人たちの苦労に匹敵するほどのものではないので、これは慰めにもなりますし、気持ちを奮い立たせてもくれます。

誰があなたのレジリエンスヒーローか

1. その人たちは、どのような困難に直面したか。
2. 困難を乗り切るために、その人たちはどのような強みを発揮したのか。
3. 困難を乗り切るために、その人たちはどのような方策を使ったのか。
4. その人たちの体験からあなたは何を学ぶことができるか。

　また、あなた自身が自分のレジリエンスヒーローかもしれないということも覚えておきましょう。苦しかったときを思い起こしてください。どうやって対処しましたか。そのときに学んで今直面している困難に対処するのに役立つ可能性のある教訓は何でしたか。

ネガティブな状況でポジティブなことを見つける

　困難なときを体験している人たちは時に、そのネガティブな体験の中に思いもよらない恩恵を発見する話をします[12]。これらの恩恵は人生のより大きな意味に気づくこと、より良い人間関係を持つこと、共感し許す力や英知を見出すことを含み、身体的、心理的健康の向上に関連しています。少し例を挙げると、

ある研究で、火事で家を失った人たちが他の人から助けてもらったことや人生の重要な教訓を学んだなどポジティブなことを体験していました。長患いの末に大事な人を亡くした人が、強い家族の絆や新しい人生の見方を体験することがあります。恩恵を探すことを重視して、不幸な出来事のネガティブな影響を無視するように促すのは無神経な話に聞こえるでしょう。しかし、いずれはあなたの精神的健康に利する進歩が得られる可能性があることを確信し、ネガティビティの荒波の渦中に現れるポジティブなことに感謝するよう努めてください。

レジリエンスの先にあるもの——心的外傷後成長

あなたは驚くかもしれませんが、二度と物事がその前と同じに戻ることはない人生を破壊するような出来事（大切な人の死、自然災害、テロ行為や戦争、末期の診断、人生を変えるような怪我や病気）においてでも、ポジティブなことはあり得ます。私たちは不幸な出来事から立ち直る能力を持っているばかりでなく、その出来事の結果ポジティブに成長することもできます。これは**心的外傷後成長**と呼ばれる現象で、衝撃的なライフイベントの後に対処しようとする結果生じるポジティブな変化を言います[13]。これは苦しみを否定することでも形ばかりの気休めでもありません。最悪のライフイベントにおいてでさえ、何かポジティブなことのヒントが現れることがあります。悟りや成長はトラウマや絶望と共存できます。ポジティブなこととネガティブなことは共存できます。次は心的外傷後成長を体験したことのある人たちが語った恩恵の一部です[14]。

- ◆ 「より良い自分」。強くなったと感じる（「これを乗り越えられれば、自分は何でも乗り越えられる」）。生きている実感が強まり、自分により正直になり、人生の出来事をより受け入れやすい気持ちになる。自信、能力、自立心が高まる。より成熟した人間になり、人道的本能が高まる。
- ◆ 人間関係が強く深くなる。他の人に対する感謝が深まり、誰が真の友人かを認識する。他の人に対する愛、共感、思いやりが深まる。連帯感が

第8章 レジリエンス──回復への道

強まり、他の人、特にトラウマを乗り切った仲間と心を通じ合わせる能力が高くなる。
◆ 人生の意味をより強く感じる。人生そのものの尊さを改めて認識する。新しくより賢い人生哲学。精神的気づきの高まり。優先順位を自分にとって本当に大事なことに移す。人生の良いことすべてに対する新たな感謝の感覚。

　心的外傷後成長は、私たちが引き起こせるものではなく、有機的に起きるものです。世界観が打ち砕かれるほど衝撃的で人生を変えるような出来事において起きる傾向があります。このような出来事に対する反応の仕方に、**同化**と**調節**の2種類があります。素敵な花瓶が割れたのを想像してください。接着して元に戻すことはできます。ほぼ前と同じように見えますが、ひびが多く、前よりも割れやすくなります。これが同化で起きることです。同化では、トラウマを現在の世界観に統合しようとします。
　割れた花瓶についてもう一つできることは、破片で例えばモザイクのような芸術作品など別の新しいものを作ることです。花瓶は新しく、かつ接着修理した花瓶よりもしっかりしたものに変わります。これが調節です。調節は世界観に修正を加えて、起きた現実に合わせることで、これが心的外傷後成長を生じさせます。目標は人生を以前とまったく同じように築くこと（同化）に重点を置くのではなく、新しい状況で機能するように築くこと（調節）です。ですから、夫を失った人も1人でいることに適応する方法を見出すことができれば、心的外傷後成長を体験できる可能性が高まります。トラウマの場合のポジティブな調節には、ネガティブな出来事が偶発的に起きることがあると受け入れること、そして、今ここでできるだけうまく生きようとするしかないと受け入れることを要します[15]。

不幸な出来事について書く

　不幸な出来事の中に隠れている恩恵を明らかにするのに役立つことの一つ

は、それについて書くことです。つらい体験を言葉にするのは一種のカタルシスで、鬱積した思いを吐き出し、自分の体験を理解し、その体験に何らかの意味を見出すのに役立ちます[16]。また、考えを整理して、どうしたら良いかアイデアが浮かぶ可能性が高くなります。ジェイムズ・ペネベイカーは不幸な出来事について記述することの健康効果を研究している心理学者です。起きたことを再体験するので、そのときは気持ちが動揺するかもしれませんが、長い目で見ると、たとえ短期間でも、1日15分間不幸な出来事について書くことを4日間行うと、免疫系の機能が向上するなど健康に良い効果があります。解雇というトラウマを体験したエンジニアのグループを対象に行われた研究で、「文字に表現すること」は新たな雇用の申し出が増えるなどポジティブなことにつながったことが示されました。このエンジニアたちの場合、不幸な出来事について記述することが失業後の再就職に役立ちました。

不幸な出来事を日記につける

やってみたいと思いますか。ジュリア・キャメロン著『アーティストのやり方』[邦題『ずっとやりたかったことを、やりなさい』]にあるように、あなたは考えを整理し、洞察力を手に入れ、想像力を引き出す自己啓発ツールとして日記にすでに親しんでいるかもしれません。ここでの狙いは、途中で中断することなく、文字の誤りや文法など細かなことを気にせずに自由な形で記述することです。1回に15分間続けることを目標にしましょう。

これから数日間、自分の人生で最も衝撃的だった体験の一つについて、心の奥深くにある考えと感情を書いてください。書きながら、自分の感情を真に解き放って深く探ってください。自分の体験を人間関係と関連づけて考えても良いでしょう。また、自分の過去、現在、未来、つまり以前の自分がどうだったか、将来なりたい自分や今あなたがどういう人間かに結びつけて考えても良いでしょう。毎日同じ全般的問題や体験について書いても良いですし、日ごとに違うトラウマについて書いても構いません。

Pennebaker (1989) [17]

レジリエンス――回復への道　第8章

推薦図書

Reivich, K. & Shatté, A. (2002). *The Resilience Factor*. New York: Broadway Books.［宇野カオリ訳（2015）．レジリエンスの教科書．草思社］

Resilience: How to Navigate Life's Curves by Positive Psychology News

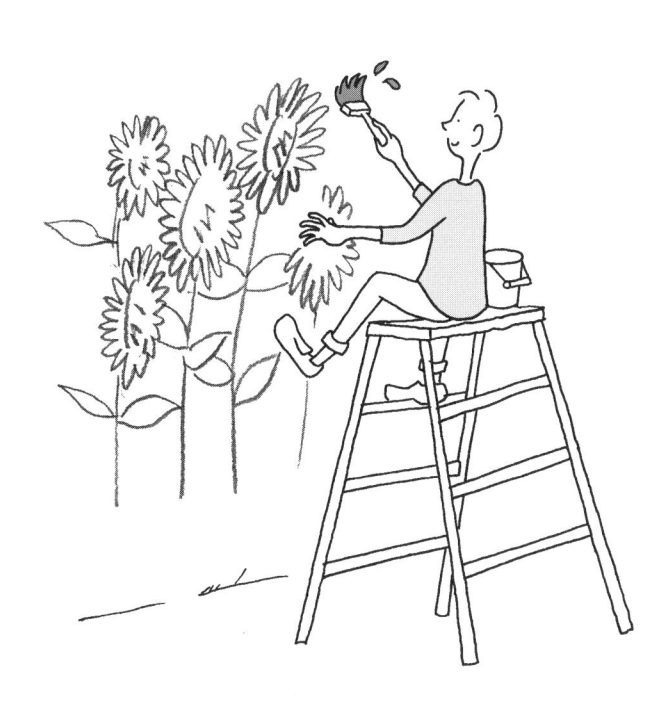

第9章
ポジティブなつながり
他の人たちの存在が重要

★

- ◆ ポジティブなつながりとはどういうことでしょう：人間関係が幸福の主な源です。
- ◆ やってみましょう：幸福感、ポジティブ感情、人生の満足感のために。
- ◆ これが気に入ったら、次のこともやってみましょう：「その瞬間を味わう」（第4章）、「感謝」（第5章）。

　私たちの幸福という点では、「他の人たちの存在が重要」であることは疑う余地がありません[1]。私たちはつながる必要性を強く感じる社会的な生き物であり、これには友人、家族、同僚との関係、ペットとの関係までも含まれます。私たちは「私」というより「私たち」の観点で考えると幸福感が増します。幸福な人々の上位10％を決定づける特徴は、良好で緊密な人間関係を持ち、活発な社会生活を送っているということです[2]。幸福感とウェルビーイングを築く活動の多くには他の人々が関わっています。ポジティブな体験の喜びを深める最も効果的な方法の一つは、その喜びを分かち合うことです。第9章では、人生において人間関係を育み、個人的な幸福を他の人たちと分かち合うことで小さな喜びを広げることができる様々な方法のいくつかを探ります。

　人間として私たちには属するという基本的なニーズがあります。帰属意識はポジティブ感情を生みますし、その逆であるコミュニティ意識の喪失がネガティブ感情につながるというのもまた真実です。うつが私たちを下降スパイラルへと引き込む方法の一つは、孤立させることです。私たちは他の人たちと関

第9章 ポジティブなつながり──他の人たちの存在が重要

わっている感じはあまりしませんが、社会的接触を持っていることは、サポート源をもたらしてくれるばかりでなくネガティブ思考からの気分転換をももたらしてくれます。孤立した人や孤立感のある人は、社会的つながりが多い人に比べ、精神を患うことが多いのです。

　愛についてはたくさんの歌があり、ウェルビーイング科学は、愛はどのような形であっても明らかに世界を動かすと認めています。お金より愛を優先する人は、富を重視する人より幸せです。若い人たちのグループで実施したあるワークショップのことを特に私は思い出します。何が私たちを幸福にするかしないかについて話し合っていたとき、富が幸福感に果たす役割はわずかなもので、基本的なニーズが満たされてしまえばお金はウェルビーイングに大きな影響を与えなくなると私は彼らに話しました。これは彼らが信じていることと真っ向対決だったため、危うく騒動が起こるところでした。彼らにとってお金は幸福への道だったのです。その後、彼らに自分の最も幸せな思い出を味わうというエクササイズをやってもらいました。その結果、恋に落ちたこと、赤ちゃん誕生、大切な人たちと過ごした時間といった素晴らしい話が語られました。そのとき彼らは理解しました。大切な思い出のどれにも値札は付いていないことに気づいたのです。実際、人生の最良のことは無料です。幸福は銀行口座よりも人間関係にある可能性が高いとわかっていると、ウェルビーイングを向上させる努力をどこに向けるかについて、強力な手がかりが得られます。あなたの人生に存在する人たちを優先しましょう。彼らと一緒に時間を過ごしましょう。彼らを大切にしましょう。

人間関係を育む

　集団よりも個人を重視する21世紀には、人間関係はますます厳しい試練にさらされています。私たちは「私たち」より「私」を好む傾向がありますが、旧世代の人々は家族や社会のニーズに重きを置いています。マーティン・セリグマンは、うつの蔓延がある程度はこの個人の満足を求める傾向と関連があるとしています[3]。うつ症状の一つは自己没頭です。「幸福を探す」ために自分自身

だけに集中することは、裏目に出て落胆につながることがあります。幸せな人たちは「私たち」という感覚をより強く体験する傾向があります。人間関係が私たちのウェルビーイングにそれほど重要であるとすると、個人的なつながりを育む方法を見つけることには確かに価値があります。次の部分を読めば、人間関係になぜ多くの配慮が必要なのかわかるでしょう。

人間関係のポジティビティ比

　私たちが個人として繁栄するためのポジティビティ比があるように、人間関係にもポジティビティ比があります。その比は5：1で、個人のウェルビーイングのための比率よりも高くなっています。つまり、ネガティブな出来事1回（パートナーに敵意を抱く、批判的、無視する、感情を傷つけるなど）の埋め合わせには、ポジティブ体験5回（愛情を込める、優しくする、お互いの人生で起きていることに関心を持つなど）が必要ということです。ネガティビティは人間関係にとって極めて破壊的で、関係にダメージを与える可能性があります。これはポジティブなことが持っている2人の関係を修復し結びつける力に勝るものです。このポジティビティ比はジョン・ゴットマンの研究に基づくものです。ゴットマンは長年「ラブ・ラボ」[4]で人間関係を研究しており、どのカップルが別れないか別れるかを、2人のやりとりをもとにして高精度で予測できます。ついでながら、離婚するカップルのポジティビティ比は概して1：1未満であり、ポジティビティよりネガティビティがわずかに高くなっています[5]。

　もちろん、これを文字通りに理解し、今度パートナーと喧嘩したときに、①謝るだけでなく、②ワイン、③食事、④贈り物、それに……（あとは想像にお任せします）で埋め合わせするのもいいでしょう。冗談はさておき、ネガティビティの悪影響を補うのにこれほど多くのポジティブなことが必要となると、ネガティビティがどれほど人間関係をむしばみ弱らせるものかわかるでしょう。ゴットマンは人間関係で最も破壊的な感情的反応の上位4つに、防衛、拒絶、批判、侮辱を挙げています。用心しましょう。

ポジティブなつながり──他の人たちの存在が重要　第9章

5つの良いこと

　ネガティビティバイアスは、良いことより先に悪いことに気づかせるものですが、これはまた人間関係にも影響します。私たちは大事な人の美点よりも些細な欠点に注意を向けがちです。このネガティビティを防ぐと同時に関係を育むのに良い方法の一つは、相手のポジティブな点 (親切、誠実、エネルギー、ユーモアのセンス、仕事熱心など) を自分に積極的に思い出させることです。ポジティブな点は相手がしてくれた良いこと (あなたを助けてくれたときやサポートしてくれたときのことなど) も含みます。感謝は、関係が順調にいくよう、持ちつ持たれつであることに気づくよう、与えられたものに感謝するよう促してくれます。ポジティビティ比の方向に自分を押し出すために、あなたの大事な人について5つのポジティブな点を記録することを目指しましょう。

私が..の好きなところ

1. ....
2. ....
3. ....
4. ....
5. ....

能動的かつ建設的に話す

　どのような人間関係においても、うまくいくにはコミュニケーションの仕方が重要な意味を持つということで心理学者たちの意見は一致しています。シェ

リー・ゲーブルは、人間関係におけるコミュニケーションには4つの主なスタイルがあり、そのうちの1つだけが関係に有用であると言っています[6]。ポジティブな知らせにどう反応するかでスタイルはわかります。以下の例に自分の反応スタイルと同じものがあるか見てください。そして、あなたの知り合いが使うスタイルをチェックし、自分の反応の仕方のパターンにも気づいてください。

良い知らせ	典型的反応	反応の仕方
新しい仕事が見つかった！	「そう、それは良かった」（控え目）	受動的で建設的。静かな、低エネルギーのサポート。
新しい仕事が見つかった！	「あのね、今日私は背中がひどく痛むの」	受動的で破壊的。良い知らせを無視し、話の焦点を自分に変える。
新しい仕事が見つかった！	「あなたが抱えることになる余計なストレスはどうするの？」	能動的で破壊的。良い知らせに耳を貸さない。
新しい仕事が見つかった！	「すごい。それって、やりたかった仕事？ いつから始めるの？」	能動的で建設的。熱心なサポート、詳しく尋ねている。大いに活用できる。

Gable et al. (2004) [7]

能動的で建設的な反応は相手のうれしい知らせに、受動的な態度や破壊的な態度ではなく熱意を持って元気に反応する方法です。あなたが良い知らせの主に全面的に注意を向け、質問を投げかけることで、相手にさらにポジティブなことを考えるよう促し、それによって、その人が良いことを心から味わい、ポジティブな出来事を活用できるようにします。この反応だけが、つながりを強め、良い関係をさらに良くするスタイルです。双方に得るものがあります。ポジティブ感情、幸福感、自尊心が向上し、孤独感が低下します。関係そのものにもプラスになり、満足感、好意、情愛、信頼、関わり合い、親密さ、安定性が向上します。

　それ以外の反応スタイルは、どれも関係にネガティブな影響があります。受動的・建設的反応もこれに含まれます。この反応はポジティブに思えますが、

ポジティブなつながり――他の人たちの存在が重要 | 第9章

あまりに力なく熱意が薄いため、うれしい知らせの高いエネルギーが反応の低いエネルギーで削がれてしまうというエネルギーのミスマッチを引き起こします。次に誰かの知らせを聞く側になったら、どう反応するかに気をつけましょう。

- ◆ あなたは、良いニュースを本人が味わえるように手助けしますか。
- ◆ 相手の高いエネルギーとあなたの反応のエネルギーは合致しますか。
- ◆ あなたたちの間にポジティビティを構築していますか、それとも壊していますか。

社会的感情

　感情は伝染します。グループ、職場、組織の中で急速に広まります。これはポジティブ感情にもネガティブ感情にも言えることです。楽しい気分は伝染しやすく、人から人へと伝わっていきますが、憂うつな気分や不安も同じように移りやすく、みんなの気分を滅入らせます。ですから、あなたの個人的な気分が上昇したり下降したりするだけでなく、周りのグループの雰囲気も上がったり下がったりします。これは気をつけるべきことで、多くの感受性の強い人たちのように、あなたが他の人たちの気分に影響されやすいならとりわけ注意が必要です。不平ばかり言っている人たちと仕事をしていたり、付き合っていたりすると、そのネガティブな気分が根を下ろし広がります。脳には「ミラーニューロン」があり、他者の感情を観察するのに反応して発動します[8]。つまり、私たちが他の人の感情を拾ってしまうのは、その感情を観察しているからだけではなく、ミラーニューロンが発動して直接その感情を私たちが体験するからでもあります。ですから私は、テレビでコメディーを見て伝染力のあるユーモアを受け取り、気がふさぐニュースを毎日見るという習慣を避けるようにしています。

　絶望ではなく喜びを伝搬させるためにこの知識を使ってください。悲観主義を根づかせる代わりに、どのような状況においてもポジティブなことを指摘し

て、グループ内の集団的ネガティビティを取り除くように努めてください。ポジティブ感情はほんの束の間の体験ですが、その効果は蓄積します。ですから、あなたには自分たちのグループの雰囲気に良い影響を与えられる可能性があります。感情の伝染性をうまく操るのに役に立つ考えを次に挙げます[9]。

- 微笑みは伝染します。微笑んであなたの良い気分を他の人に移しましょう。
- 他の人たちの存在は重要ですが、他の人たちの悲嘆に引き込まれないようにしてください。悲嘆の仲間入りをせずに思いやりを示すことは可能です。
- 誰があなたの人生の「暖房機」で、誰が「排水管」なのか見極めてください。「排水管」はあなたのエネルギーを吸い取ってしまう人たちです。一方、「暖房機」は優しさのぬくもりを発散する人たちで、一緒にいると元気が出ます。
- 仕事場で「質の高いつながり」を築きましょう[10]。これは互いのポジティブな敬意、信頼、双方の積極的な関わりが土台となります。他者との接点はすべて質の高いつながりを築く機会です。良質のつながりにおいて、人は関わっている感じや率直な感じを持ちます。これがさらにはエネルギーを高め、互いに助け合う傾向を強めます。
- 「心をむしばむようなつながり」、つまり組織のエネルギーを失わせる質の低いつながりから自分自身を守ってください。このつながりは不信と敬意の欠如がもとになっています。相手が上司となるとこのつながりを避けるのが難しいことがあります。相手の言動をあまり自分個人に対するものと受け取らないようにしましょう。相手の社会的スキルの欠如の表れに過ぎないかもしれません。

社会的比較をしない方法

ウェルビーイングの障壁の一つは、自分と他者を比較するという私たち人間

ポジティブなつながり――他の人たちの存在が重要　第9章

の持つ有害な性癖です。自分は同じくらいうまくやっているか。同じくらい幸せか。同じくらい魅力的か。同じくらい裕福か。同じくらいほっそりしているか。自分の意見や願望を自分と他の人を比較することによって判断する傾向があることから見ても、この競争心は根深いもので、このことは自分自身をどう評価するかに深く影響しています[11]。社会的比較はあらゆる形で私たちに影響を及ぼし、非合理な選択につながることがあります。例えば、人は、給料は低くても同僚より多ければ、実際にはそれより多くの給料を得ていても同僚より少ないよりは良いと思うことが研究でわかっています。自分の収入が同僚と比べて多いか少ないかの認識が、実際の収入額よりも私たちのウェルビーイングに大きな影響を持っています。

　うつ状態に陥っていると、社会的比較は気を滅入らせる究極の体験です。誰かと比べて自分には何かが足りないと判断すると、あなたは傷つく可能性が高くなります。すると、妬み、恨み、不安、悲しみ、怒り、嫌悪といったネガティブ感情に、低い自尊心や自信喪失が結合した不健全な感情が作られます。幸せな人たちは他者と自分を比べ、自分を責めてしまう自罰的比較を乗り越える可能性が高いものです。この人たちも比較はしますが、比較で他の人に負けても、それほど自分のウェルビーイングには影響しません。

● 上方比較ではなく下方比較をする

　上方比較は自分より幸せだと思える人たちとの比較です。これは相手の成功が自分の手に届く範囲にあるときなど、状況によってはインスピレーションの源となることがあります。この場合は、同じようなことを成し遂げたいという意欲と欲求が刺激されます。ところが、上方比較はライフスタイルが完璧に見える有名人など、自分の手の届かない相手に対して行われることが多く、こうした上方比較は無力感や気分の落ち込みを引き起こします。

　好ましくない比較から気分転換を図ることが一番良いのですが、それができなければ、あなたのウェルビーイングに**確かに**役立つ別の方法があります。自分より恵まれていない人たちと比較することです。怪しげに聞こえますが、効き目は確かにあります。下方比較は自分の持っているものを感謝するのに役立ちます。好ましくない上方比較で生まれたネガティブ感情の素晴らしい解毒剤

になります。私の場合を例にとると、政情が不安定で貧しい国の住民と自分を比較します。これにはまた、自分が安定した民主主義社会に住んでいることに感謝するというさらなる恩恵もあります。

愛を大切に育てる

　古い格言「愛は最良の薬」は多分に真実を含んでいます。人間関係が主な幸福源とすれば、愛することはウェルビーイングを構築する究極の方略です。愛はポジティブサイコロジーの多面的特徴の一つで、強みとポジティブ感情の両面があります。愛の瞬間は、喜び、感謝から、安らぎ、希望、誇り、愉快、インスピレーション、畏敬まで多くのポジティブ感情から成っています[12]。そしてこれらの体験が多くなるほど、他の人たちとの「一体」感を体験する傾向が強くなり、あなたの自己意識が他の人たちをより包括してふくらみ、「私」という感覚から「私たち」というより大きな感覚に変わります。

　社会的比較があなたのウェルビーイングに毒であれば、愛は間違いなく強壮剤です。愛の形は、ロマンチックな愛（成熟するとより和やかな愛になる）から子ども、親、家族、友人に対する愛、さらに人類愛や地球への愛などもっと広い愛まで様々な形があります。生活の中で愛を育み、愛が現れたときにそれを認識することは、効果的なウェルビーイング構築法です。愛を大切にすることは、味わうこと（第4章参照）の一形態です。人間関係において愛を味わうことによって、愛の恩恵を深めることができます。一つのやり方は、分かち合っている愛についてあなたの感謝を言葉に表すことです。結婚についての長期研究では、愛を味わっていることを伴侶にはっきりと表現すると、2人の関係の質とレジリエンスに良い影響があることが示されています。ブライアントとヴェロフがロマンチックなパートナーシップを味わうことについてのコツをアドバイスしています。これは、他の種類の人間関係で絆を築くことにも適用できます[13]。

◆ 興味や活動を共有する。
◆ 相手の生活の細かなところに細心の注意を払い、その人の得手不得手を

| ポジティブなつながり──他の人たちの存在が重要 | 第9章 |

認識する。
- 共通の課題に協力して取り組む。
- 親しさを深めるために自分自身についていろいろなことを明らかにする。

共有することは人間関係にとって良いばかりでなく、味わうことの恩恵を強化します。実際、味わうことを共有することは楽しみのレベルを上げる最も信頼できる方法の一つです。この本にある活動のいくつかについて、自分ならどのように共有するか考えてください。例えば、「3つの良いこと」エクササイズ(74ページ参照)を友人やパートナーと行い、互いの間を行き来する幸福感を体験するのもいいでしょう。

親切な行為

　与える量が多いほど、受け取る量も増えます。親切な行為は双方にメリットのある行為です。と言うのは、親切を受けた人だけではなく、親切なことをした本人も良い気持ちになるからです。利他的行為は心の健康に良く、人間関係にも同じくらい有用です。親切な行為とは、困っている人にサポートを申し出ることや価値ある目的のために自分の時間を提供することなど、他の人のために善い行いをすることです。ボランティア活動は憂うつな気分への治療法としてよく提唱されます。自分の問題や、うつ病の危険因子である反すう思考から気をそらす方法の一つです。親切はまたポジティブ感情でもあり、親切を実践することでポジティブ感情対ネガティブ感情が3：1のポジティビティ比へ向かい、より高度な感情的ウェルビーイングへ続く上昇スパイラルへと進むことができるでしょう。他の人に親切にするとあなた自身の幸福度が増し、ストレスのレベルやネガティブ感情が下がります。

　親切な行為は自然に出てくることもあれば、あらかじめ計画して行うこともあります。ソニア・リュボミアスキーが行った実験によると、効果がある方法は、親切が新鮮で有意義であり続けるように行為に多様性を持たせ、短期間に集中させて行うことです。こうするとあなたの気分を高揚させる親切の力が強

くなります[14]。ですが、一言忠告があります。あなたの善行は、役に立ちたいという一心から出たものでなければなりません。どのような理由であれ、強要されたと感じたり義務感で行ったりするなら、その恩恵はあなた自身にとってもそれを受ける相手にとっても限られたものになります[15]。あなたの動機は、外的（外的報酬を目的とした親切）ではなく、内的（親切にすること自体が目的）でなければなりません。

　赤の他人に無作為に親切行為をすることは近年社会運動に発展し、喜びを広めて地球規模のウェルビーイングを促進しています。同じような考えが「恩送り」です。これは自分が所縁のない人から幸運にも受けた親切のお返しとして、自分もまた他人に善行をなすことです。あなたが親切な行為をするためのインスピレーションを探しているなら、この世界的な現象に関係するウェブサイトにアイデアがたくさん出ています[16]。

許し

　どうしてここに許しが出てくるのか不思議に思っているかもしれませんが、あなたを傷つけた人を許すことは**あなたの個人的ウェルビーイングにとって良いことです**。恨みを捨てることは癒しになります。許しの効用は、抑うつ、不安、敵対心を弱めるだけでなく、ストレスや血圧を低下させることで身体的健康にも良い効果があります[17]。言うは易し、行うは難しであることはわかっています。ですが、許すという行為が相手のためというより自分自身のためだと考えることができるなら、許せないことから生じるネガティブ感情に苦しむことはもうなくなります。許しは恨み、怒り、仕返しという暗い考えに対する解毒剤です。報復したい気持ちは強いものですが、その欲求に負ければ、加害行為がエスカレートする悪循環の開始という危険を冒すことになります。許しは、加えられた危害を大目に見る、容赦する、忘れる、あるいは否定するのと同じではありません。また、誰かに虐待されるがまま耐えることでも、相手との関係を復活させることでもありません。報復をする代わりに、罪に対して慈悲をもって応えることです。許すために、ひどいことをした相手に接触する必

| 第9章 ポジティブなつながり──他の人たちの存在が重要

要はありません。許しの手紙を書いて送らずにいることもできます。許しは社会運動に発展しつつあり、被害者と加害者を引き合わせて、被害者の癒しを促し、被害者が、受けた心の傷から解放されて前へ向かって人生を進んでいけるよう活動をしているグループもあります[18]。ポジティブサイコロジーでは、許しは人格的強みの一つとしています。この強みを強化することであなたは自制という美徳を獲得することができます。

バーチャル友人

　最近私がインフルエンザで家に1人で寝ていたときのこと、惨めで寂しい気分でした。そこで、あるソーシャルメディアのウェブサイトに近況を載せたところ、数時間のうちに次々とサポートのメッセージが私の「ウォール」［掲示板］に書き込まれていました。まるで灰色の一日の後に太陽が顔を出したようで、私の気分は高揚し、1人ではあってももう寂しくはなくなりました。

　こうした「バーチャル友人」を真の友人と見なすのかと疑問を投げかけるのは非常に安易です。私はこれを、新たな社会的交流領域を受け入れる方法であり、面と向かっての交流に代わるものではなく、追加と考えたいと思っています。ソーシャルメディアは、実生活でのつながりをおろそかにしない限り、大きな連帯感を与えることができるものです。ソーシャルメディアを通じて私は、世界の様々な地域の友人たちとつながり続けることができ、距離に関係なく友人たちの生活の最新情報を知ることができ、特別の興味を同じくする人たちと連絡を取り、自分の専門分野の国際コミュニティの一員でいられるのです。しかも、これら「友人」の中には一度も会ったことはないけれどもオンラインで連絡が取れている人たちがいます[19]。一生のうちに有意義な関係を保てる人の数は限られていると聞いてもあなたは驚かないでしょう。ですが、次のことは知らなかったかもしれません。進化人類学者のロビン・ダンバーによると、その数は150人前後ということです[20]。この数字は、あなたの個人的コミュニティで維持ができ、しかもその関係にそれなりの質を保てる社会的交流相手の最大人数です。

弱い絆を評価する

　私たちのウェルビーイングに大きな価値を持つ親しい人間関係、つまり支えとなる強い絆の人数は限られますが、より広い知人の数にも評価すべきことがあります。弱い絆とは、よく知らない相手、自分の人生のどちらかというと周辺にいる知り合いです。ソーシャルメディアのつながりの多くは弱い絆であり、人生における強い絆に比べて重要な価値がほとんどないとあなたは思うかもしれません。ですが、特定の状況では弱い絆のほうが強い絆より有用なことがあります[21]。それはこういう理由です。強い絆の相手は自分と同じ交際範囲で行動することが多いのに対して、弱い絆の相手は別の社会集団で行動しているので、新しい人たちやリソースの輪へ、時には仕事の面でも、橋渡しをしてくれます。例えばソーシャルメディアの友人のネットワークは様々な新しい可能性を切り開いてくれます。これが弱い絆の強みであり、こうしたつながりを大事にする理由の一つです。

既婚、独身、その他

　この章の大部分が、まるで幸福レースでカップルは楽々と勝ち、独身者は苦戦するように解釈できることは承知しています。確かに結婚することは幸福の設定値を上げる数少ないものの一つですが、その実態は見かけほど単純なものではありません。まず、全体的な幸福感レベルは既婚者のほうが未婚の人よりも高いのですが、当初のウェルビーイングの上昇はいずれ消えてしまうきらいがあります。ですが、重要なのは関係の質です。不幸な結婚生活は、独身者や離婚者であるよりもウェルビーイングに悪影響を及ぼします。同棲中のカップルも幸福感という意味では好成績なのですが、素晴らしい結婚生活の優位性にはかないません。安心で、安定した素晴らしい結婚生活がウェルビーイングへの効用という意味ではその中で一番です。

　独身者や離婚者は、既婚者や同棲中の人たちよりも幸福度は低いと研究で示

されています。その理由の一つは、すぐに利用可能な心理学的サポートがないからです。職場でひどい一日を送った後、ワインを飲みながら悩みを聞いてもらうとストレスが軽くなりますが、これは一人暮らしでは難しいことです。親密な個人的関係と言える相手がいなければ、解決策は自分の周りにそのような支えとなるネットワークを構築することです。私は独身生活も特定の男性との暮らしも経験しましたが、女性の友人たちに与え、彼女たちから受けるサポートはパートナーからのそれに劣らず有益です。パートナーからのサポートがすぐに得られると当てにできるのに対し、こうしたサポートネットワークを構築するのには、少し努力する必要があるというのが違う点です。

誠実な友人たち

うつ病の落ち込みを克服するとなると、あなたのペットにも一役買ってもらえるかもしれません。ペットと触れ合うことで得られる健康上の効用が多々あります。うつ病からの回復は犬を飼ったおかげという友人たちがいます。彼らの言っていることはこのような感じです。

> 「犬を飼っていることで私の気分が良くなりました。というのは、犬は私が頼りで、散歩に連れて行かなければならないし、食事も与えなければなりません。犬はあなたを愛し、あなたには愛する相手ができます。犬は陽気で熱狂的です。次を期待しながら尻尾を振っているのを見ると、あなたの気分は否応なしに変わります」

> 「父が亡くなった後、犬を飼ったことが私の回復の重要な部分だったと心底思っています。世の中への興味を失い、体重が大幅に増え、自信を失い、人と交わることをしなくなっていました。サビィを飼ったことで、私は必ず毎日彼女を散歩させなければならなくなりましたが、これには2つの利点がありました。散歩のおかげで自然に触れるようになり、これが健康に非常に良かったことと、再び運動をするようになったため徐々に体重が減り、再び周りの世界と交流したい気持ちになりました」

「犬を飼うことは再びうつ病に陥らないようにするのに役立ちました。私には面倒を見なければならないものがある。変化をもたらしたのはその責任感です。誰かの世話をしなければならないのだから、自分の面倒を見なければならないということなのです」

「猟犬のボブが実際私の一番古い男性関係だと指摘されました。もうおよそ10年の付き合いです。ボブは忠実で頼りになり、信頼できるばかりでなく優しいし、100パーセント無条件で私を愛してくれます。もちろん彼は私のウェルビーイングに貢献してくれています」

社会からの孤立が増えている中、あなたのウェルビーイングを向上させるつながりを築くのに犬は特別の役割を担っているようです。友人たちは、公園で犬の散歩をするたびに、やはり犬を散歩させている他の人たち5、6人と必ず会話します。犬を飼っていることは社会的なことで、何が悪かったかを思い返す反すう思考から気持ちをそらせ、散歩をたくさんして健康増進になります。人間関係のきっかけになることさえあります。ペットを通じて出会い、その後20年経った今も一緒にいるカップルを私は知っています。

- ◆ 犬はうつ病を防ぐのに役立つ。
- ◆ 犬を飼っているとストレスと不安を低減できる。
- ◆ 犬の散歩をする飼い主は犬を飼っていない人より健康。
- ◆ 犬を飼っていると血圧が下がる。
- ◆ 犬を飼っている人は医者へ行く回数が少ない。
- ◆ 犬を飼っていると免疫機能が高まる。
- ◆ 犬を飼っている人は心臓発作からの回復が早い傾向がある。

研究で、犬を飼っていることが身体的健康にも、心理的健康にも良いことが確認されています[22]。犬の飼い主は犬と戯れているときに「愛情刺激薬」つまり絆ホルモンであるオキシトシンが高まり、これがストレスを静め、うつに効果があると日本の科学者たちは報告しています[23]。

ポジティブなつながり──他の人たちの存在が重要　第9章

推薦図書

Goleman, D. (2006). *Social Intelligence*. New York: Bantam Books.［土屋京子訳（2007）．SQ 生きかたの知能指数．日本経済新聞出版社］

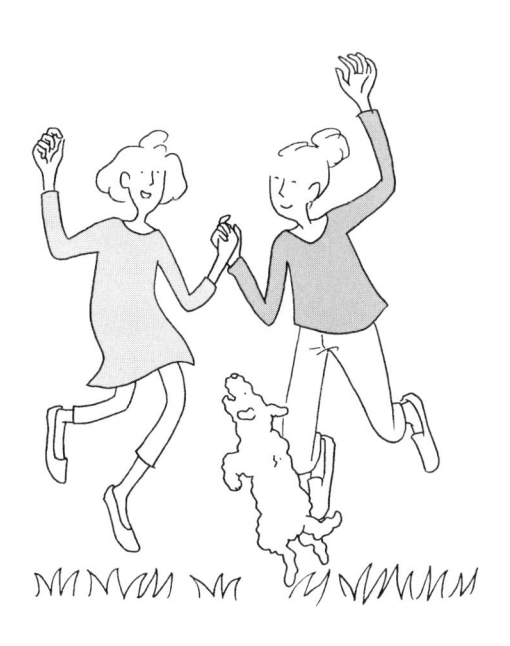

第10章

活力

心、身体、精神

★

- **活力とはどういうことでしょう**：ウェルビーイングの総体的本質です。
- **やってみましょう**：エネルギー、つまりポジティブ感情のために。
- **これが気に入ったら、次のこともやってみましょう**：「瞑想」(第6章)、「ポジティブな方向」(第12章)。

　人のウェルネスは総体的なもので、心、身体、精神（人生の意味）の相互のつながりです。第10章では、あなたの幸福感に影響を及ぼす他の要素についてお話しします。心理学は時に、首から下で起こっていること（身体が心に与える影響や、いかに身体的なことが心理的なことに影響を及ぼすかということなど）を扱わない科学という印象を与えることがあります。精神的健康は身体的ウェルビーイングを基盤としています。睡眠、食生活、運動、リラクゼーションは、そのすべてが気分の良し悪しに連鎖効果を及ぼします。人生の意味が見出せないと気分が落ち込みがちです。エネルギーが低いと気分が沈みがちです。身体の病気は気分を下降させ、慢性的または深刻な健康問題はうつ病にかかりやすい状態にします。朗報は、身体は心理的ウェルビーイングの手助けとなるポジティブなものとしても作用し得るということです。

第10章 活力——心、身体、精神

救急箱

　落ち込んでいるとき、楽観的思考をかすかでも呼び起こすことや、ほんの少しでもポジティブ感情とつながることは、超人間的な努力を要するように思えるかもしれません。ここで身体活動が役に立ちます。身体を動かすことでエンドルフィンが体内で分泌されます。エンドルフィンは気分を良くするホルモンで、気分を自然に高揚させます。気分が軽くなると、ポジティブな考え方ができるようになります。こういう理由で、私は身体的活動を救急箱と見なすのです。つまり、エンドルフィン分泌に続き、より良いウェルビーイングに向けた上昇スパイラルが始まるのを促す方法です。これによってあなたはより良い心的空間に入ることができ、それが本書に記した方略実行の後押しをします。

　自分がやる気になるような身体活動を見つけることが課題です。うつはエネルギーを消耗させますので、身体活動をやりたいと思うことが困難となります。ですから、目標は小さくやりやすいものに設定します。外を短時間散歩したり、音楽に合わせて家の中でダンスをしたり（3分間でもポジティブ効果があります）、5分間の庭仕事といったことです。身体を動かしながら、あなたの気分がどのように変わり始めるかを意識してください。運動は他のレベルにも効果があります。思い悩んでいるときの気分転換にも創造性の源にもなります。身体を動かすことで精神的変化をもたらすことができます。何かを解決しようとして行き詰まったとき、私は歩きながらだと解決できることがわかっています。

　鍵はあなたが楽しめる活動を見つけることです。罰ではなく楽しみと感じる活動です。あなたにとって最も効果的な活動は何でしょうか。アイデアをいくつか挙げてみましょう。

- ◆ ウォーキング
- ◆ 水泳
- ◆ サイクリング
- ◆ ジョギング
- ◆ ヨガ

- ◆ 武術
- ◆ ガーデニング
- ◆ ダンス

　私はリストの一番下を選びます。ダンスは私が知っている最速の気分高揚手段です。幸福感に関する最初の研究者の一人であるマイケル・アーガイル教授にとってはスコットランドカントリーダンスでした。教授はさらに、これには社交性と音楽という気分を高揚させる2つの要素の恩恵があると評価しました。どの身体活動を選ぶかについての手がかりは、あなたを「フロー」状態にするものが何かを考えることです。「フロー」とは時が経つのを忘れるほどの心地よい没頭状態です。スポーツではよく「ゾーンに入っている状態」と言われますが、ガーデニングや太極拳などの活動でもその状態になることがあります。
　身体活動は脳内化学物質にもポジティブな効果を及ぼします。身体活動はあなたの情緒的健康に対して多くの恩恵を有する自然の抗うつ薬です。

身体活動は……
- ◆ エンドルフィン分泌によって気分を引き上げます。
- ◆ ストレスと不安を軽減します。
- ◆ 自信とコントロール感を高めます。
- ◆ ネガティブ思考やネガティブ感情から気をそらせます。
- ◆ 社会的交流を促します。

　イギリスの軽度から中等度のうつ病治療の健康ガイドラインには運動の推奨が含まれています。身体活動はうつの再発を防ぐことも可能です。アメリカのある研究では大うつ病の人々を対象として、運動の効果、抗うつ薬の効果、運動と抗うつ薬の両方を用いた3種類のパターンの効果を比較しました。すべての群で有意な改善が示されましたが、実験終了から6か月後、運動群で回復した被験者は投薬群で回復した被験者より有意に低い再発率を示しました。運動を継続することで、その後うつ病と診断される可能性が低減しました。運動は最も効果あるうつ病の治療法の一つです[1]。運動には心理療法に勝る利点もあり

第10章 活力——心、身体、精神

ます。それは運動を始めようと考えた後、思考の必要はほとんどないからです。

グリーンエクササイズ(自然の中、野外で行う身体活動)は、精神的健康には特に有益です。緑地でわずか5分でも運動すると、ウェルビーイングが高まります[2]。私は近くの公園を毎日歩くことがうつ脱却の旅を始める上で極めて有用であると気づき、現在も続けています。身体活動をあなたの回復過程に組み込むヒントをいくつか挙げましょう。

- **簡単**なものにします。高すぎる目標を達成しようとするのではなく、スモールステップを積み重ねましょう。目標が高すぎると二度とやらないかもしれません。
- **毎日**やります。毎日の生活に身体活動を組み込みましょう。車ではなく歩く、階段を使う、家事を運動にするといったことです。
- **社交的**なものにします。運動仲間を見つけます。誰かと一緒にやることで動機づけが2倍になります。人との交流の機会ともなり、これは気分を変えるもう一つの有力な方法です。
- **習慣**にします。うつになりやすい人の運動は糖尿病患者のインシュリン注射に似ています。毎日行う必要のあることですが、最終的には命を救ってくれるものです。

休息と再生

「時間に余裕」があった時代のことを覚えていますか。日曜日が遅れを取り戻すためのものではなく休息日だったのはいつのことだったでしょうか。今私たちは年中無休の社会に生きています。この社会では仕事と遊びの境界が不鮮明となっており、本当の意味で勤務時間外ということがありません。もはや祝日でさえ聖域ではありません。スマートフォンとノート型パソコンにより、あなたは常に連絡が取れる状態にあります。ビーチに座っているときでさえです。21世紀では休息と再生のニーズはほとんど受け入れられません。これは調子を狂わせ、心のバランスを乱す危険のある生き方です。

私が初めてうつ状態を体験したのは、長い間ラジオのプロデューサーとして週に通常60時間働いていた末のことでした。外から見ると私は成功を収めていましたが、内面では重度のストレス状態にありました。常に働き詰めで、カフェインと糖分の多い菓子類の食事で生き延びていました。仕事をしていないときでも仕事のことを考えていました。まったくスイッチを切ることはなく、結果、起こるべきことが起きました。バーンアウトし、うつ病に屈したのです。身体の再生ニーズを無視すると、消耗し尽くす危険にさらされます。人生は空虚で薄っぺらなものになります。典型的なバーンアウト症状は、気分の落ち込み、幻滅感、エネルギー不足です。不幸感が増大し、うつ病への扉が開きます。

再生のための休止

　休息はペースの速い現代社会では流行遅れの言葉かもしれませんが、休息がないと再生も起こらず、精神的健康が危険にさらされます。活動と再生のバランスを維持することは重要です。というのも、どちらかが多すぎると最適とは言えない生活になります。一つ役に立つことがあります。それは身体のメッセージに耳を傾けることで、物事がバランスを崩しかけているときに知らせてくれます。1つのことをやりすぎ、他のことが十分でないと、あなたは内なる不満の声を聴くことになります。耳を傾けることは自分のニーズ（休息、再生、生活の多様性のいずれであっても）に注意を向けることです。このようなメッセージは簡単に無視できます。本業とは別にこの章を書いている最中でも私は痛感しました。怪我で立ち止まることになるまで、私は生活のバランスが崩れているという兆候を無視し続けていました。そして、この怪我がきっかけで病気になりました。私がやっとメッセージに気づいたのはそのときでしたが、もちろん遅すぎました。身体的健康の悪化に続き、心理状態が悪化しました。休息し再生しなさいというメッセージに耳を傾けていればと、今となっては思います。

　身体には2つの主な神経系があることを思い出し、どれだけの時間それぞれの神経系が活性化した状態にあるかを考えることは有用です。交感神経系がス

活力——心、身体、精神 第10章

トレス反応をコントロールし、脅威に直面したときに行動を起こす準備をしたり「闘争か逃走」の準備をしたりします。これが、その瞬間に実行できるようあなたの気持ちを高めるアドレナリンモードです。問題は、私たちの多くは交感神経系にはまり込んだ状態で生活しているということで、現代の職場はその状態に依存しています。一方、副交感神経系は「休息と消化」反応やその他の身体がリラックスした状態のときに起こるプロセスを作動させます。これが再生への道です。どれくらいの割合の時間、副交感神経系が活性化した状態にありますか。バランスは保たれていますか。

疲れ切ってバーンアウト状態の場合、おそらくあなたの身体は無理をせずに息抜きをするようあなたに向かって大声で訴えていることでしょう。再生のためには、自分のニーズにしっかり耳を傾け、蓄えを補充する必要があります。その方法には、休息、睡眠、十分な栄養、運動、外へ出て自然に触れること、休憩、いつもと違うことをすること、場所を変えることがあります。これらすべてがエネルギーを高めることにも役立つでしょう。

エネルギー——幸福感の燃料

エネルギーは、世の中に動力を供給するという点だけでなく、私たちが人生と向き合えるようにする個人的エネルギーという意味でも21世紀の貴重な資源です。そして、マーティン・セリグマンによると、エンゲージメントは、快楽、人生の意味と並んで、幸福感に至る3つの道の1つです。エネルギーと感情は同じような道をたどります。高いエネルギーは、喜びのような高揚した感情と一致することがよくあります。反対に、エネルギーが低ければ、気分もそれにならう傾向があります。意気消沈、絶望、挫折感は、そのどれもが感情とエネルギーの両方が低い状態です。うつの特徴の一つは、エネルギーを最後の一滴まで抜き取り無気力状態にします。その状態では何かをする意欲を起こすことは困難です。

エネルギーは多くの意味でうつの反対です。うつは私たちからポジティブ感情を奪い取ってしまいますが、エネルギーは幸福感への燃料供給をしてくれま

す。ですから、エネルギーの性質をより深く理解することは有益です。エネルギーの原理の一つは、使いすぎても使わなさすぎても減少するということです。エネルギーの消費と再生のバランスが必要です。残念なことに、回復を必要とすることは能力の維持方法としてではなく、弱さのしるしと見なされることがよくあります。『フル・エンゲージメントの力』[邦題『成功と幸せのための4つのエネルギー管理術』][3)] の著者レーヤーとシュワルツは、エネルギーをマラソンではなく一連の短距離走と考えることを勧めています。短距離走者はパワフルに短時間集中しゴールに注意を向け、その後は次のレースまで休息します。しかし、マラソン走者は倒れるまで走り続けます。レーヤーとシュワルツが勧めるのは、人生を一連の短距離走のように生きることです。一定時間競技に集中し、次に競技場に戻ってくるまでは再生のために競技から離れるということです。エネルギーについてのもう一つの原理は、エネルギーを高めるために通常の自分の限界を超える必要があるということです。これが、エネルギーのための「筋肉」を増やし、続けるうちに強みと柔軟性を高める方法です。

　うつから回復するため水泳を始めたときに、私はこれが起こるのに気づきました。最初のステップはプールに難なく自分を向かわせることだけでした。つまり、そこまで車で行きプールに入るだけの簡単なことでした。もう一度やってみる気がしなくなるほどに高い目標を設定するのではなく、小さな目標を立てることが大事です。泳ぎに行くことが実際とても楽しめることだとわかってから、私は行くたびに一往復長く泳ぐようにしました。間もなく私は泳げる距離を伸ばすことができ、私の活力は増しました。鍵は、実際自分にできる簡単なものを選び、回復する時間を取り、その後少し限度を伸ばすことです。楽観主義など他の分野でも「筋肉」をつけることはできます。例えば、「考え得る最善の自分」(111ページ参照)のようなエクササイズをすればするほど、結果としてあなたの楽観主義の能力はより強力で確実なものになります。

　身体的エネルギーだけでなく、感情エネルギー、精神的エネルギー、霊的エネルギーもあります。これらのエネルギーは身体的エネルギーの強化と同じ方法で蓄積することができます。それぞれのエネルギーを通常の限度より伸ばしましょう。伸ばしたら、一時的にそれぞれの機能的能力は減少するでしょうが、回復期間の後、以前より強力なものとなり、次の課題に対応できる能力が増し

活力──心、身体、精神 第10章

ます。うまく機能しているとき、これらのエネルギーはどれも強み、持久力、柔軟性、レジリエンスといった同じ特徴を示します。これらの特徴はすべてつながってもいて、私たちを下降スパイラルか上昇スパイラルへと導きます。エネルギーが失われるシナリオは次のようなものかもしれません。あなたが今の仕事の将来に悲観的になっているとき (感情的エネルギーを消耗させるもの)、そのことを案じて多くの時間を浪費し (精神的エネルギーを消耗させるもの)、よって、あなたは何も考えずにやけ食いをし (身体的エネルギーを消耗させるもの) というように下降し続けます。

上昇スパイラルの一例は、歩いて仕事に行き始め、そのために気分が良く (身体的エネルギーを上げるもの)、身体的ウェルビーイングが向上したことで人生についてより楽観的な気分になることにつながる (感情的エネルギーを上げるもの) といったものです。このようにエネルギーが上がったため、仕事状況の改善方法についてより創造的な考え方をし始めます (精神的エネルギーを上げるもの)。そして、その方法を実行に移すとき、あなたは新しい方向性を見つけ、それがより良い人生の意味をあなたにもたらします (霊的エネルギーを上げるもの)。1つのエネルギーが別のエネルギーを刺激するという良い循環に入っています。

気分の糧

簡単な方程式です。あなたが口にするものはあなたの感情に影響を与えます。栄養状態の良さが身体的健康を促進するのと同じように、良い栄養状態があなたの感情的ウェルビーイングもサポートします。あなたの食生活は脳内化学物質にポジティブな影響を及ぼします。うつ病診断で不均衡の傾向が見られるのは、気分を良くする化学物質であるセロトニンなどの神経伝達物質です。セロトニンは気分に影響を及ぼし、多くのうつ病事例にセロトニンの量が少ないことが関係していると考えられています。健康的な食生活があなたの気分を良くし、活力を培うのに役立ちます。教訓は馴染みあるものです。栄養価が高くバランスのとれた食生活には、たくさんの新鮮なフルーツと野菜 (1日に5種類以上)、脂肪分の少ないタンパク質、複合炭水化物が含まれます。私たちの食

157

べ物を産出する土は次第に必須栄養素を失っていますので、食生活にビタミン類や他の栄養補助食品を含めることを考えてください。食事療法士や栄養士に相談し、一人ひとりのニーズに合った助言を得てください。より高い精神的ウェルビーイングのために、どのような食生活を送ったらよいかについていくつか洞察を挙げてみましょう。

幸福感のための食事——脳に栄養を与える

- **ビタミンB**：ビタミンB群は精神的および感情的ウェルビーイングには必須です。ビタミンB群はうつに対抗します。しかし問題は、ビタミンB群が体内に蓄えられないため、毎日の食事で摂取するかビタミンB群補助食品をとる必要があるということです。**葉酸**（別名ビタミンB$_9$）はホウレンソウやブロッコリーのような葉物野菜に含まれており、穀類やパンの栄養価を高めるために使われます。良質の**ビタミンB$_6$**源には、肉、魚、全粒農産物、野菜、ナッツ、バナナなどがあります。**ビタミンB$_{12}$**は、卵、乳製品、肉、鶏肉、魚に含まれます。

- **ビタミンC**：気分を高めるビタミンとして知られているビタミンCの摂取を続けましょう。

- **セロトニン**：脳にある気分を良くする化学物質で、気分を調整する神経伝達物質です。セロトニンの生成に身体はアミノ酸の一種である**トリプトファン**を必要とします。トリプトファンはタンパク質ベースの食品のほとんどに含まれており、鶏肉、赤身肉、魚、卵、豆、ピーナッツ、種子、オート麦、ヨーグルト、カッテージチーズ、ひよこ豆、バナナ、チョコレート（喜びすぎないでください、チョコレートの恩恵は70％ダークチョコを適度に摂取すること）にも含まれています。**5-HTP**（5－ヒドロキシトリプトファン）はセロトニン生成に関わるもう一つのアミノ酸で、栄養補助食品でとることができます。

- **複合炭水化物**：鎮静効果があります。炭水化物は身体の燃料となるエネルギーを供給し、セロトニン生成にも役立ちます。脳は炭水化物を摂取

活力——心、身体、精神　第10章

するとき軽度の鎮静効果を感じます。ストレスレベルが高いときに食べるパスタやポテトがいかに気分を和らげてくれるか思い出してください。炭水化物は神経を静めます。多くの人が落ち込んだり不安を感じたりしたとき炭水化物に頼るのはそのためです。炭水化物は自然の鎮静剤です。全粒粉パスタ、パン、玄米、さや豆、豆などの複合炭水化物を選んでください。これらはエネルギーの放出がゆっくりで効果が長時間続きます。

◆ **単糖**：身体にストレスを与えます。精製炭水化物は、多くの加工食品、甘い食べ物、パン、ケーキ、ペストリー、ビスケットなどの精白小麦粉で作られたものに含まれます。結果、血糖値が急上昇します。つまり、**精製炭水化物**を摂取すると糖分による興奮状態が起こりますが、その後、糖分過剰に対処するためインシュリンが押し寄せるので糖分が極度に低下します。このため、前より具合が悪くなり気分とエネルギーが急激に下降します。放出の速い糖分はまた、ストレスホルモンであるコルチゾールの血中放出を促します。

◆ **カフェイン入りの飲み物**：カフェインは中枢神経系を刺激します。特にカフェインに敏感であれば、その作用は多くの場合過剰となります。カフェインは不安障害を悪化させ、睡眠を妨げ、ストレスホルモンのコルチゾールレベルを高め、血糖値の急速な変動を引き起こします。これらすべてが、うつ症状を悪化し得る要素です。多くの人はカフェインを元気回復剤と見なしますが、うつになりやすい人にとっては症状を悪化させることがあるため、摂取量を減らすことが望ましいのです。

◆ **水分**：脳は85％が水分です。最適な脳機能は、脳信号を出し続けるために十分な水和を保つことにかかっています。水分は脳にエネルギーを供給します。脳細胞は体内の他のほとんどの細胞よりも多くのエネルギーを必要とします。また水分は気分を良くする神経伝達物質のセロトニンとドーパミンの動きを促進し、身体から気分を悪くする毒素を取り除きます。脳は水分を蓄えることができないため、水を定期的に飲まなければ脱水症の危険があります。ですから、飲んで、飲んで、飲んでください。脱水症は疲労感とネガティブな気分に関連しています。脱水症とうつ病には関連があるという専門家もいます。

笑い療法

　成長するに従い、人には何かが起こります。大人の責任を負い、子ども時代の陽気さと楽しさが失われるにつれ、人は深刻になります。声を上げて笑うことは極めてまれになります。笑いは以前の陽気さを取り戻す効果的な方法です。笑いは即座にあなたの気分を変えることができるのに加えて、身体的健康にも恩恵があります。血圧を下げ、痛みに対する耐性を高め、免疫系を強化します。笑いは良いストレス解消法でもあります。単に笑いを予期することでも気分を高めるエンドルフィンの生成を刺激し得るのです。コメディーを見たり、あなたを笑わせてくれる友人たちと交流する機会を求めたり、「笑いヨガ」(インドを起源とする活動で、笑いエクササイズに参加するため人々が集まるもの)に参加したりして笑いの治療的恩恵を楽しむこともできます。

霊的ウェルビーイング

　どの宗教であっても何らかの精神修行を行っている人は、より高いレベルの希望、楽観主義、全体的ウェルビーイングを享受することを示す証拠があります。そういった人々は困難な時期にうまく対処し、切羽詰まったときにより高いレベルの精神的サポートの恩恵を受けます。精神修行は、人生の意味、自分より大きな何かとつながっている感覚や一体感を与えます。黙考の瞬間は慌ただしい世界に平和と平穏をもたらします。

　東洋の精神修行である瞑想は、ウェルビーイングに多くの恩恵をもたらします(第6章参照)。定期的に何らかの礼拝に出る人は、出ない人よりウェルビーイングが高いことが研究で示されています。ただし、これは宗教集団からの社会的サポートに関係しているのかもしれません。

　私たちが齢を重ね、何が人生に意味をもたらすかについての知恵が増えるにつれ、精神性は人生においてより重要となり得ます。また、トラウマやうつを体験した後に精神性は高まります。私は「精神性」を特定の宗派にとらわれな

第10章 活力——心、身体、精神

い言葉として使っています。これは特定の宗派についての話ではないからです。成長する過程で身近にあった信仰に癒しを見出す人もいれば、自分の価値観に合う精神修行に引き寄せられる人もいますし、精神的スーパーマーケットを物色して自分が最も気に入った部分を選ぶ人もいます。精神性の感覚を自然に親しむことに見出す人もいますし、同じ考えを持つ人たちのコミュニティにいることに見出す人もいます。しかし、身体的なものと同じく、精神的なものがあなたの心理的ウェルビーイングに寄与することには疑問の余地はありませんし、うつからの脱却の旅では両方の要素について考えましょう。

推薦図書

Loehr, J. & Schwartz, T. (2003). *The Power of Full Engagement*. New York: Free Press. [青島淑子訳（2004）. 成功と幸せのための4つのエネルギー管理術. 阪急コミュニケーションズ]
Emmons, H. & Kranz, R. (2006). *The Chemistry of Joy*. New York: Fireside.

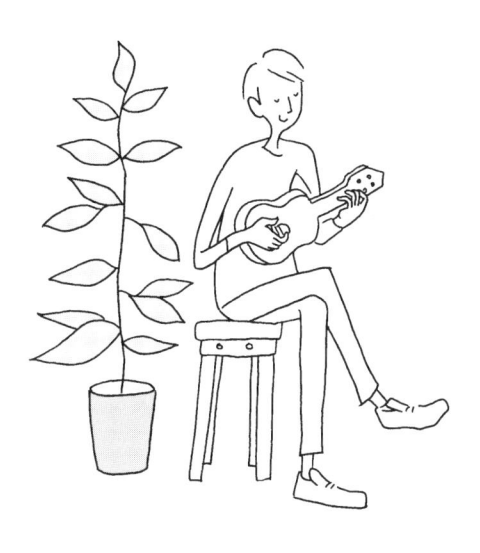

第11章
強みから強みへ
最高の状態のあなたへ

★

- 強みから強みへとはどういうことでしょう：あなたの持って生まれた才能とポジティブな性格特性です。
- やってみましょう：エネルギー、ポジティブ感情、ウェルビーイング、成功のために。
- これが気に入ったら、次のこともやってみましょう：「ポジティブな方向」（第12章）。

　うつは衰弱を引き起こし、疲れ果てどうにも力が出ない気持ちにさせます。当然そういうときは自分にも強みがあること、そしてその強みがうつ脱出の過程で自分を支えるのだということを忘れがちです。強みはあなたの最高の財産であり、本当のあなたへの手がかりです。強みがあなたに適した人生の方向を指し示してくれます（これについては次の第12章で詳しく述べます）。強みがあなたを元気づけ、人生の力となる燃料を供給します。自分の強みを積極的に利用する人はそうでない人より、自信に満ち、幸せで、活気があり、生産的で、レジリエンスが高く、人生に満足しています。より高いウェルビーイングと成功を享受しています。強みは人生においてあなたの潜在能力を発揮する鍵であり、うまく機能することであるウェルビーイングと関連しています。おまけに、強みを使うとき、あなたは楽々と力を発揮する方向に進んでいます。というのは、やっていることはあなたにとって自然なことだからです。

　ポジティブサイコロジーは、よく強みの学問とも言われます。その理由は、

第11章 強みから強みへ——最高の状態のあなたへ

強みがわたしたちの欠点よりもポジティブな面、つまり私たちの得意なこと、才能に関係しているからです。これは、ポジティブサイコロジーが生まれる前に主に人の欠点を扱う学問となっていた主流の心理学とは対照的です。心理学者アレックス・リンレイは、強みを本物でエネルギーをもたらす最適パフォーマンスを可能にするものと説明しています[1]。あなたは自分が課題で良い成果を出すときは強みを利用していて、その体験が自分にエネルギーを与えるとわかっているはずです。エネルギーが、強みと習慣化された行動の違う点です。習慣化された行動はあなたが得意なものではありますが、あなたにエネルギーを与えることはありません。プロジェクト管理が得意でも、それがあなたにとってエネルギーをもたらすものでない限り、それは強みではありません。あなたが強みを使っていると思われるもう一つの手がかりは、自分がフロー（「ゾーン」）に入って行っていると気づくとき、あるいは「これが本当の自分だ」と考えているときです。あなたの強みはあなたのウェルビーイングへの恩恵の詰まった宝箱を持っています[2]。というのは、強みは次に挙げる働きをするからです。

- ◆ 楽観主義を生む。
- ◆ 自信を育む。
- ◆ 洞察力を高める。
- ◆ ポジティブ感情を生む。
- ◆ 方向感をもたらす。
- ◆ レジリエンスを増強する。
- ◆ 精神疾患を防ぐ。
- ◆ 目標達成に役立つ。

ポジティブサイコロジーの初期の実験は、長期にわたり幸福度を上げ、うつ症状を軽減するのに功を奏する2つの技法を明らかにしました[3]。1つは自分の強みの新しい使い方を見つけることであり、もう1つは感謝の技法「3つの良いこと」(74ページ参照) でした。強みを使うと成績・業績が上がり、それがポジティブ感情を生み、ネガティビティバイアスを克服し、成功への軌道に乗るという良い循環が始まります。あなたの強みの恩恵が積み重なり、沈滞状態を

163

脱して繁栄へ至るのを助けてくれます。ポジティブサイコロジーの中心原理の一つは、あなたが成長する最大の可能性が、弱点を直すことではなく強みを伸ばすことにあるということです。最大の成果を得るために努力を集中させるべきはここです。

　人はたいてい自分の強みのことを話したがりません。むしろ自分の至らないところに注意を向けたがります。多くの人にとって自分の個人的強みを認識することすら難しいものです。もし何か生まれながらに得意なことがあると、それは他の誰にでも簡単なことに違いないと思いがちです。そんなことはありません。私たちは自分の強みを誇りに思うよりも、軽視する傾向があります。自分の強みを伸ばすことに力を注ぐことで、自尊心が育ちます。それが、自信を高めるのに役立ち、ネガティブな自己像を払拭するのに役立ちます。

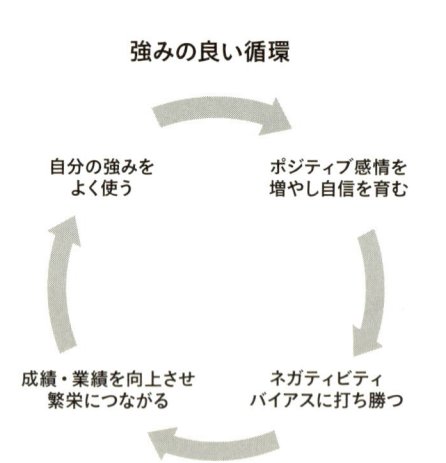

強みの良い循環

自分の強みをよく使う → ポジティブ感情を増やし自信を育む → ネガティビティバイアスに打ち勝つ → 成績・業績を向上させ繁栄につながる → （循環）

強みを働かせる

◆ 自分の強みのリスト作成に取りかかりましょう。親切、思いやり、公平さ、面倒見の良い性格、常識、責任感、リーダーシップ手腕などといったポジティブな性格特性も含めます。

◆ 書き物、音楽、料理、人や植物を育てることなど、生まれつき得意なこ

第11章 強みから強みへ——最高の状態のあなたへ

ととと自分を元気にしフローに入れることを含めましょう。
- 何があなたの強みだと思うかを友人や親戚に尋ねてください。
- 何か追加するものが思い浮かんだときはいつでもリストに戻ってください。
- 強みのリストを日記帳など自分の強みを味わえるところに入れておくといいでしょう。
- リストができたら、自分の強みをもっと使うことを目指しましょう。毎日あるいは毎週、強みを1つ選んでそれを実践してください。
- 強みを使う習慣がついたら、強みを使える新しい機会を探してください。それがウェルビーイングを持続的に増大させる道です。

自分の強みの見つけ方

自分の強みを知ることのメリットがわかったのですから、生活しながら自分自身と他の人の強みを見つけようという姿勢を身につけると良いでしょう。あなたの強みがいつ働いているのかがわかる手がかりをいくつか挙げましょう。

強みを見つけるチェックリスト[4]

- **最高の状態**：何をしているときがあなたの最高の状態ですか。
- **楽にできる**：何が楽にできますか、何が生まれつき得意ですか。
- **エネルギー**：どういうときに一番元気があると感じますか。何からあなたはエネルギーをもらいますか。
- **本来感**：「これが本来の自分だ」というのはどういうときですか。
- **習得が早い**：短時間に苦労しないで身につけられるのはどういうスキルですか。
- **意欲**：単に好きだからという理由でやることは何ですか。
- **焦点**：自然と引かれるものは何ですか。あなたの注意を引きつけるのは何ですか。
- **フロー**：すっかり夢中で時の過ぎるのも忘れる「ゾーンに入る」きっかけになるのは何ですか。
- **情熱**：何に情熱を注いでいますか。あなたが生き生きと話すのは何についてですか。
- **子ども時代**：子どもの頃、何が得意でしたか。今のあなたの人生でそれはどのように表れていますか。

人間的強みへの手引き

> 勇気、誠実、思いやり、粘り強さ、
> 謙虚、寛容、公平さ、感謝、
> 広い心……

　人間のあらゆるポジティブな特性の手引書があればよいのにと思いませんか。人の悪いところではなく良いところに焦点を置いた案内書があったらと。ポジティブサイコロジーにおける重要な成果の一つは、世界中で高く評価されるすべての強みをカテゴリーに分類して、そのようなガイド本を作ることでした。『性格の強みと美徳』[5]という手引書と分類は、ポジティブサイコロジーの重鎮クリス・ピーターソンとマーティン・セリグマンの大規模な協働作業から生まれたものです。2人は研究、歴史、様々な分野、文化にわたり、幅広くポジティブな性格特性を調査するという膨大な仕事に着手しました。その上で、あまねく高く評価されている明確な性格的強みを24抽出しました。これは精神的ウェルネスのマニュアルのようなものです。実際これは、精神科医が精神疾患の診断で参照するハンドブックDSM［邦題『精神疾患の分類と診断の手引』］とは正反対のものです。それぞれの強みは、6つのグループ、つまり、知恵、勇気、人間性、正義、節度、超越性という「美徳」のいずれかに分類されます。強みを伸ばすことで、どの美徳であってもその強みが結びついている美徳を身につけることができます。例えば、創造性、好奇心、向学心、広い心、大局観という性格の強みを持っていて、それらを伸ばす努力をするなら、あなたは知恵という徳を獲得するでしょう。親切心や愛情という強みを持っているなら、人間性という徳を伸ばすことができます。次の表（167〜168ページ）は24の普遍的な性格的強みを列挙しています。読み進みながら、自分の強みを見つけたら注意を向けましょう。

性格的強みのVIA（生き方の原則）の分類

知恵と知識：知識の習得や利用を伴う認知的強み。

- **創造性**（独創性、創意工夫）：物事を概念化し実行する斬新で生産的な方法を考え出すこと。芸術的な成果も含むがこれに限らない。
- **好奇心**（興味、新奇探索、体験を進んで受け入れること）：現在進行中の体験それ自体に興味を持つ。テーマや題目が興味あるものだと感じる。探究し発見する。
- **判断力と広い心**（批判的思考）：物事を熟考し、あらゆる角度から検討する。結論を急がない。事実を踏まえて考えを変えることができる。あらゆる事実を公平に比較検討する。
- **向学心**：新しいスキル、テーマ、知識体系を独力で、あるいは正式に習得する。明らかに好奇心の強みに関連しているが、それにとどまらず自分が知っていることに体系的に付加する傾向を言う。
- **大局観**（知恵）：他の人に賢明な助言ができる。自分自身／他の人たちにとって納得のいく世界観を持っている。

勇気：外的、内的反対があっても目標を達成するという意志の発動を伴う感情的強み。

- **勇気**（勇敢）：脅威、難題、困難、痛みにひるまない。反対があっても正しいことをはっきり主張する。不評でも信念に従って行動する。身体的な勇気を含むがそれに限らない。
- **忍耐力**（粘り強さ、勤勉）：始めたことは最後までやる。障害があってもたゆまずに一連の行動に励む。「仕事を完了させる」。課題を完成させることに喜びを覚える。
- **正直**（真正、誠実）：真実を語るが、飾らずにより広く自分を表現し、誠実に行動する。自分の感情と行動に責任を持つ。
- **熱意**（活力、情熱、気力、エネルギー）：わくわく感をもって元気に生きる。物事を生半可な気持ちでやらない。冒険をするように人生を送る。生きている実感がある。

人間性：人の世話をしたり、人と仲良くなることを含む人間関係の強み。

- **愛情**（愛し愛される能力）：他者との親しい関係、特に互いに分かち合い気遣い合う関係を大事にする。人と親しくする。
- **親切心**（寛大、優しい心遣い、世話、思いやり、利他愛、「感じの良さ」）：人のために尽くし、善い行いをする。他者に手を貸す。他者の世話をする。
- **社会的知性**（心の知能、人格的知能）：他の人たちと自分自身の真意／気持ちがわかる。何をしたら様々な社会的状況に合わせられるのかがわかる。何が人を動かすのかがわかる。

正義：健全な地域生活の基盤である市民としての強み。
- **チームワーク**（社会参加、社会的責任、忠誠心）：グループあるいはチームの一員として機能する。グループに忠誠を尽くす。自分の役目を果たす。
- **公平さ**：公平、公正の考え方に基づきすべての人を平等に扱う。他者についての判断に感情的な偏見を差し挟まない。すべての人に公平な機会を与える。
- **リーダーシップ**：自分の属しているグループに物事を成し遂げるよう促し、グループ内の良好な関係を維持する。グループ活動を計画し、活動が実現するよう配慮する。

節度：行きすぎを防ぐ強み。
- **寛容と情け深い心**：悪いことをした人を許す。他の人の欠点を受け入れる。人にもう一度機会を与える。復讐心を燃やさない。
- **慎み深さと謙虚さ**：自らの成果をして語らしめる。自分を実際より特別だと思わない。
- **慎重さ**：選択に慎重を期す。必要以上のリスクを冒さない。後悔するかもしれないことを言ったり行ったりしない。
- **自己統制**（自制心）：自分が感じ、行うことを制御する。自分を律する。食欲や感情をコントロールする。

超越性：宇宙との結びつきを築き、意味を与える強み。
- **美や卓越するものの認識力**（畏敬、感嘆の念、高揚）：自然から芸術、数学、科学、日常の体験まで、人生の様々な領域における美、卓越するもの、熟練した能力に気づき、その素晴らしさを認識する。
- **感謝**：自分に起きる良いことを認識し感謝する。時間を割いて感謝を表す。
- **希望**（楽観主義、未来志向、将来の方向性）：将来に最高となることを期待し、それを達成するべく努力する。素晴らしい将来は起こり得るものと信じている。
- **ユーモア**（遊び心）：笑ったり、からかったりすることを好む。他の人たちに微笑みをもたらす。明るい面を見る。（必ずしも面白い話をするわけではないが）面白いことを言う。
- **宗教心と精神性**（信条、目的）：崇高な目的や宇宙の意味について一貫した信念を持っている。より壮大な枠組みの中の自分の位置がわかる。人生の意味について信念があり、それが行いを方向づけ、慰めをもたらす。

VIA Institute on Characterの許可を得て使用　©2011

　心理的障害から回復した人たちは、上位の強みとして、審美心、創造性、好奇心、感謝、向学心を持っている傾向があり、重い身体疾患から回復した人たちは、審美心、勇気、好奇心、公平さ、寛容、感謝、ユーモア、親切心、向学

第11章 強みから強みへ──最高の状態のあなたへ

心、精神性を有している傾向があるというのは、あなたの興味をそそるものかもしれません[6]。

　強み診断を受けることは、個人としてまた職業人としてのウェルビーイングに資する最も有意義なことの一つです。オンラインで受けることができる科学的調査が多くあり、それによって自分の強みの全体像がわかります。一般的な強みを調べるものと、職業上の強みにより強く関連しているものがあります[7]。www.viasurvey.orgにアクセスすると性格の強み診断を無料で受けることができます。30分以上かかりますが、全部の設問に答えて、結果を味わってください。じっくり時間を取って、自分の持っている特質を認識しましょう。そこに示された結果があなたのポジティブな特性です。

- ◆ あなたの上位5つの強みは何ですか。
- ◆ あなたの上位5つの強みはどの「美徳」つまりカテゴリーに入るものですか。
- ◆ あなたの強みは、様々な美徳に分散していますか、それともある特定の美徳に集中していますか。
- ◆ あなたの上位5つの強みのそれぞれについて、何をしたら実行に移すことができるか、1つずつ挙げてください。

　ここでの答えには正解も不正解もありません。自分の性格の強みを知って、その強みが自分にもたらしてくれるものに感謝することです。強み診断を受けた結果、変容に至ったケースを目の当たりにしたことがあります。重症の薬物使用者であったティーンエイジャーをコーチングしていたときの忘れられない出来事です。ダニー（仮名）は将来への夢をほとんど持たず、おそらく自分はいずれ兄たちと同様、刑務所に入ることになると思っていました。周りの誰もが彼女にそう言っていたのです。彼女は診断を受け、自分の強みが人間性の美徳（愛情、親切心、心の知能）に集中していることがわかりました。これは本人にとっては驚くことではありませんでした。というのは、家庭では彼女は仲裁役でしたし、小さな子どもたちとも上手に付き合っていたからです。自分の強みが正式に確認されたことが彼女の心に火を灯しました。大学にきちんと通い始

め、薬物使用を減らし、その後使用を止めて、仕事の経験も積みました。人生の危機を脱したのです。将来について悲観的な見方をしていたのに、兄たちと同じ道をたどることになる必要はないと気づきました。こうして彼女には青少年を援助するユースワーカーになるという目標ができました。それが彼女を奮い立たせ、彼女の強みを活用し本来自分がやりたかったことにつながりました。自分の強みを発揮し始めるに従い、自信が高まり、生活が変わりました。麻薬中毒のティーンエイジャーが、はつらつとした若い女性へと変容したのです。

　以上は社会人への入り口にいた人の話ですが、中年期での転職に強みに基づくアプローチが役に立った人も見てきました。自分の強みを知ることは自分に合った方向が明らかになり、よりポジティブな観点から、エネルギーと自信と実現への意欲を持って変化を起こすのに役立ちます。

良くない状況のときに強みを利用する

　あなたの強みはあなたの心理的ウェルビーイングをサポートし、精神疾患を防ぐことができます。例えば、楽観主義はうつや不安からあなたを守ります。他の強み、例えば勇気、未来志向、人間関係のスキル、信条、職業倫理、希望、正直さ、忍耐力なども精神疾患を緩和することがわかっています[8]。自分の強みを使うとポジティブ感情が生まれます。それがまたレジリエンスを高めます。こうして、人生の試練に対処し試練から立ち直る力が高まります。

　あなたの強みはセラピーでも役に立ちます。ポジティブサイコセラピー[9]の共同創始者であるタヤブ・ラシド博士は、通例の弱み領域の探求と同時に、クライエントの強みを考慮するようセラピストに提案しています。クライエントのプラス面とマイナス面を平行して浮かび上がらせることで、よりバランスのとれた人物像ができ、クライエントが自分自身をよりポジティブな観点から見ることができます。クライエントについて、このように総合的、全人的に理解することで、彼らの強みをどのように動員すればセラピーを受ける原因となったトラブル解消に役立つかがわかります。タヤブはセラピーのクライエントに

第11章 強みから強みへ──最高の状態のあなたへ

ポジティブイントロダクションを作成するように勧めています。ポジティブイントロダクションとは、自分の上位の作用している強みのいくつかを例示して、自分が最高のとき、あるいは自分の人生の絶頂期を自らに示す実話のことです。

調子が上がらないとき、あなたの強みが物事を少し楽にしてくれることがあります。自分の強みの使い方を見つけると、自分が**現**に得意なことの根拠となり、自信を高めます。あなたの強みを、人生のポジティブなことを増やしネガティブなことを減らすのに生かすことができます。あなたの強みを最大限に活用するのに役立つコーチングアクティビティをいくつか次に挙げてみます。コーチングセッションで使っても、友人と一緒にやってもいいでしょう。

強みのツールキット

- **強みの話**：あなたの上位の強みの一つひとつについて話をしてください。自分がこの強みを持っていると初めて気づいたのはいつですか。今の生活でそれはどのように表れますか。その強みを持っていることの利点は何ですか。その強みを持っていることが役立つ状況を話してみましょう。あなたの生活で強みが作用している例を含めてください。
- **強みの新しい使い方**：あなたの上位5つの性格の強みのそれぞれについて、新しい適用法のアイデアを出してください。その上で、強みを1つ以上、新しい方法で使ってみる日を何日か決めます。あなたの長期的な幸福度を上げる最も信頼できる方法の一つは、強みの新しい使い方を見つけることだと覚えておきましょう。
- **強みソリューション**：今あなたが直面している現実の問題を取り上げ、その問題への新しい対処法を見つけるのにあなたの上位5つの強みのそれぞれをどのように利用できるか考えてみてください。これは誰かと一緒にすると良いでしょう。あなたが見逃したものをその人が見つけるかもしれません。

仕事での強み

　あなたの強みは、目標達成のために引くレバーのようなものです。あなたが職場で成功する可能性はあなたの強みにあります。自分の強みを中心に据えて仕事をすることができる人は、自分のやることにより熱中し、より成果が上がり、任務でより大きな成功を収めると研究が示しています。自分の強みに毎日集中する機会を持つ人は、自分の仕事に打ち込んでいる可能性が6倍高く、素晴らしい生活の質（QOL）を持っている可能性が3倍以上高いのです[10]。自分が容易にできることは成果を出せるので、仕事に強みを使うことは**労せずして秀でる道**であるということは繰り返し述べるに値することです。弱点を直すことよりも強みを伸ばすことに力を入れましょう。従来強みを伸ばすより弱点の領域を磨くことを対象としてトレーニングを行っている職場にとって、これはパラダイムシフトです。弱点に焦点を合わせると、生まれつき得意なことではないので、達成できることに限界があります。良くても人並みです。ところが、強みを伸ばすことに焦点を合わせると、このような限界はありません。あなたが最強の状態で潜在能力を十分に発揮しているときがこれです。弱点の領域については、仕事上必要なことを習得できるほどの努力はしても、それよりも強みに力を注ぐことを勧めます。そうすることで努力に対して最大の見返りが得られるものです。

　あなたが人生の岐路に立っているなら、上位の強みが進むべき道の強力なヒントをくれるでしょう。私は人が自分の強みに従い始めたときに危機を脱したのを見てきました。これは新しい仕事を始めようと考えているときに、特に役立ちます。私の重要な強みの1つは好奇心で、以前メディア業界で仕事をしていたときに大いに利用しました。インタビューに出かけるときは必ず、強みである好奇心によって、すぐに使える質問があふれんばかりにありました。この強みと社会的知性（これも私の上位5つの強みの1つ）を心理学者、コーチとしての仕事にも持ってきました。好奇心と社会的知性のおかげで、私は何が人を動かすかを見つけ、素早く簡単に問題の核心に迫ることができます。強みは、仕事を変えても一緒に連れて行くことができ、新しい方法で利用できる才能の塊の

強みから強みへ──最高の状態のあなたへ 第11章

ようなものです。

　ただし、強みを出しすぎることがあるので注意しましょう。強みは業績を上げるのに役立ちますが、過度に使用したり使用を誤ったりすると、業績の低下を招き物事がうまくいかなくなることがあります。強みの影の部分を見るようになるのはこのときです。ユーモアも度を過ぎると失敗したり、敬意を欠くように見えたりすることがあります。リーダーシップもしかりで、強すぎると周りの人たちを遠ざけることがあります。創造性は過剰になると、完成した事業の数よりも新たに始めた事業の数のほうが多いことがあります。エネルギーのところで見てきたように、力を出すときと回復を図るときのバランスがある程度必要です。再生の必要性を認めないとバーンアウトとなる危険があります。

下から80％

　私たちが生きている社会は伝統的に学業成績を高く評価し、学業成績が幸せで成功する人生への道だと重んじられてきました。子どもたちは幼いときからこの狭義の成功を教えられ、果たして自分は期待に応えられるほど良くできるのかという不安が生まれます。強みアプローチの利点の一つは、学力だけでなくより広い才能を称えることで、これは若者たちにとって特に重要です。私は、学校を中退し自分は面倒を起こす以外にうまくできることは何もないと思い込んでいるティーンエイジャーを担当したことがあります。不満を抱いている若者たちが自分の強みを見つけるよう手助けすることは、中身のない肯定ではなく具体的な何かを基盤とした自信を築き、彼らに再び社会とつながる手段を与えます。ボストン出身のポジティブサイコロジストであるクリスティン・デュヴィヴィエは「下から80％」の人たちの才能、つまり一握りのエリートの才能ではなく多数派の才能を研究しました[11]。トップの学生であることが良い人生につながるとか、「トップの学生」でないことは知的でも、勤勉でも、才能があるわけでもないとする教育にまつわる通説の多くに彼女は反論しています。大人になって成功するのに適している能力の多くは、既存の教育モデルの範囲では育まれません。こうした能力は、例えば企業家の素質、手先の器用さ、視

覚、営業に不可欠な説得技術などの才能です。ここから次のようなメッセージを受け取れます。それは、私たちの強みの多くは若年期には認識されないかもしれず、また従来強みと考えられていた型にはまらないかもしれないが、社会人初期、中年期、退職後を問わず、人生のどの段階にでも伸ばすことができる成功の種を宿しているというものです。あなたの強みはあなたに新たな方向を指し示し、うつ病脱却の旅路であなたを支えてくれます。

[推薦図書]

Linley, A. (2008). *Average to A+*. Coventry: CAPP Press.
Peterson, C. & Seligman, M.E.P. (2004). *Character Strengths and Virtues*. Oxford: Oxford University Press.

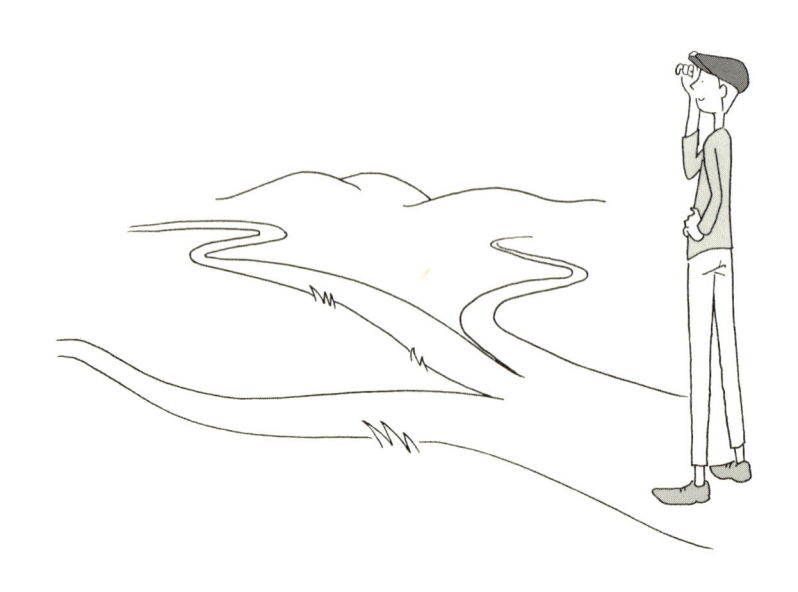

第12章
ポジティブな方向
前に進む

★

- ◆ **ポジティブな方向とはどういうことでしょう**：幸福感の「ユーダイモニック」な側面。自分の強みを生かす、うまく機能する、自分の潜在能力を発揮することです。
- ◆ **やってみましょう**：将来、人生の目的、目標設定、うつ病後の新しい門出のために。
- ◆ **これが気に入ったら、次のこともやってみましょう**：「強み」(第11章)。

この最終章では、落ち込みの先にある人生の計画を立てることを勧めたいと思います。うつの特徴の一つは、物事がうまくいかなかったこと、挫折やトラウマの経験、人生が思い通りにならなかったことを振り返り、いろいろ考えることです。過去を変えることはできませんが、将来のあり方に影響を与えることはできます。人生の過去の章に区切りをつけ、新たな章を始めるときがきたのかもしれません。灰の中から蘇る不死鳥のように、復活を遂げましょう。

うつは、あなたの今のライフスタイルがうまくいっていないという信号として働くと考えられます。これは何かが変わるべきという兆候です。私の場合は、うつ病エピソードが数回起こって初めて自分が間違った職業に就いていることに気づきました。仕事を変えたので私は以前よりずっと幸せです。私は自分の強みを生かし、私を支配していた深刻な落ち込みに苦しむことはもうなくなりました。うれしいことに、過去は必ずしも将来の指標ではありません。あなたはことの成り行きに大きな影響力を持っています。たとえあなたが外的統制傾

向が強くてもこれは同じです。外的統制とは、あなたの人生が他の力（大いなる力、運命、カルマ（業）、他の人々、惑星など）に支配されていると考えることです。今はそろそろ困難の犠牲者という過去を忘れ、それを乗り越え、強みを立脚点にして自分の人生を操縦するような将来を期待するときなのかもしれません。第12章には、あなたが本来のあなたに合っていて、あなたが本物と思える目的意識を持って、今のあなたにふさわしい方向に向かってポジティブに活動を起こすのに役立つツールが含まれています。

ポジティブサイコロジーは様々な面を持った科学ですが、**気分が良くなる方法とうまく機能する方法**という2つの基本的なことに集約できます。この2つのうち、**気分が良いこと**は、これまでの章で取り上げた馴染みある側面で、たくさんのポジティブ感情、幸福の高揚感、陽気な気分を体験することです。**うまく機能すること**は、より深いウェルビーイング感に関連しています。強みを活用しているとき、最善の自分であるとき、潜在力を発揮しているときの自分がどのような状態かということです。意味や目的を持ち、個人的成長や充足感を体験することです。これは「ユーダイモニック」なウェルビーイング（36ページ参照）で、自分の本質「ダイモン」を実現させることがもとになって築かれます。このもととなる概念は古代ギリシャの哲学者たちにさかのぼります。それは「より静かな」タイプの幸福で、より深い人生への満足感とより安定したウェルビーイング感につながると多くの心理学者が考えるものです。第12章では、このタイプのウェルビーイングを形成する要素のいくつかと、どうやったらそのウェルビーイングが増すかを考えます。

人生の意味

何が人生に意味をもたらすでしょうか。大切な人たちでしょうか、信条でしょうか、仕事でしょうか、業績でしょうか。それとも、創造的表現でしょうか、自分発見の旅でしょうか。何であっても源となるものは極めて個人的なことです。子どもの誕生といったポジティブなことでも、トラウマの場合であればネガティブなことでも、大きなライフイベントは人生に意味をもたらしま

ポジティブな方向──前に進む　第12章

す。人生に瞬間的にでも些細でない意義があるとき、あるいは混沌状態を超えるほどの目的や一貫性があるとき、人生には意味があると言われます[1]。いずれにしても、人生に意味を持つ人は持たない人に比べ、より良いウェルビーイングを有しています。意味の欠如は、うつ症状の一つです。私の人生から意味が消滅してしまっていたことに気づいたときに、私の最後のうつ病エピソードは起こりました。母親になることが私の求めていた道でしたが、(少なくとも従来の意味で) そうなれないことがはっきりしたとき、うつへの扉が開いたのです。回復に実際役立ったのは、意味がありやる気が起きる新たな人生の目的を見つけることでした。今の私の人生の目的は、人が幸福への道に入る手助けをすることです。そして、これは今も、私が初めて明言したときと少しも変わらず気持ちを奮い立たせてくれます。人を対象とする仕事をして目的を達成したとき、私は大きな満足を感じます。私が必要とする人生の意味はもちろんのこと、それ以上のものがもたらされます。

　ポジティブな体験は、物事がそうなるよう運命づけられているという感覚を与えます。大切な人と一緒にのんびり過ごす良く晴れた日の午後といったささやかな喜びですら、人生に意味をもたらします。同じように、ひどいトラウマになるような体験も、起きたことを理解しようとするため、人生に意味を与えることがあります。オーストリアの精神科医ヴィクトール・フランクルは自身のナチスの強制収容所での体験を『意味を求める人間』[邦題『夜と霧』][2] に著しました。苦悩と喪失の真っただ中、厳しく凍てつくような状況下で作業していたときに、突如妻の幻影が浮かび至福の感情を覚えたという出来事の描写があります。彼にとってこれは愛が人生に最大の意味をもたらすという発見でした。世の中に何も残っていなくても、意味を感じることは可能でした。意味は次の道筋で見出されるとフランクルは示唆しています。

◆ 仕事を作る、あるいは行為を遂行する。
◆ 何かを体験する、あるいは誰かと出会う。
◆ 不可避な苦悩に対する態度によって。

あなたの存在に意味をもたらす最も強力な方法の一つは、人生の目的 (生き

がい)を持つこと、つまり自分がどういう人間なのかを知り、自分の天職を知っているという感覚を持つことです。これは幸せへの主な3つの道筋のうち2つ、意味とエンゲージメント[3]を与えるだけでなく、方向性、インスピレーション、意欲、エネルギーの対象、目指すべき目標を与えます。目的を持つと、人生に安定した基盤ができ、それによってストレスや試練に対しより高いレジリエンスを持つことができます。あなたは人生に目的意識を持っていますか。もし持っていないとしても、それはあなた1人ではありません。多くの人がほとんど目的意識を感じておらず、自分は本来人生で何をするはずなのだろうかと思っており、様々な選択肢の中からどれを選んだらよいかわからず迷っています。また、自分の人生に目的があると思っていない人も多いのです。大きな問題はいかにしてあなたの人生の目的を見つけるかです。研究では、3つの方法のどれかで、それがわかると示唆されています[4]。

◆ 先を見通し、時間をかけて自分の人生の目的を解明する努力をする。
◆ 病気や親になることなど人生観が変わるほどのライフイベントを通じて。
◆ 他の人を観察し、彼らから学んだことを自分の目的のベースにする。

　人生の目的は、あなたがそれに向かって努力するものであったり、完全な形で現れたり、他の人たちの天職を観察して間接的に現れたりします。人生の目的のように重要なものを探し始めるのは非常に困難なことに感じられるでしょう。それについては「発展思考」(27ページ参照)を維持してください。これは試行錯誤することです。あなたの目的は石に刻まれて変更が効かないものではありません。それは時間とともに進化し、生涯にわたって変化することがあります。自分に合った目的につながったとき、多くの場合これだという深い感覚があります。ぴったり一致していると感じます。体はリラックスし、息を吐いているかもしれません。これについては自分の直感を信じてください。あなたの人生の目的を見つけるのに役立つ活動をいくつか次に挙げます。あなたの最も思い出深いポジティブな瞬間のいくつかをもとにしたものから始めてください[5]。さあ、楽しんで。

ポジティブな方向——前に進む 第12章

あなたの人生の目的を見つける（1）

人生で最も**ポジティブな至高体験を3つ**思い起こします。

1. ……………………………………………………………………………………
   ……………………………………………………………………………………

2. ……………………………………………………………………………………
   ……………………………………………………………………………………

3. ……………………………………………………………………………………
   ……………………………………………………………………………………

1つ目の体験について、**「この体験で何が自分にとって大事だったのか」**と自分に問います。それぞれの体験について2つの理由を大まかに書きます。1つの理由につき2〜3の文を書いてください。他のポジティブ体験についてもこの作業を行います。

……………………………………………………………………………………
……………………………………………………………………………………
……………………………………………………………………………………
……………………………………………………………………………………
……………………………………………………………………………………
……………………………………………………………………………………
……………………………………………………………………………………
……………………………………………………………………………………
……………………………………………………………………………………

- 終わったら、各文の中のキーワード（複数可）に下線を引きます。これらキーワードがあなたの中心価値に関わっています。
- このリストからあなたにとって**最も重要なキーワードを3つ**選んで**丸で囲みます**。
- これら上位3つを念頭に置いて、**人生の目的**を簡単な文章で書いてみます。人生の目的のアイデアが浮かぶまで語順をいじってみてください。気軽な気持ちでこの実験をやり、自分に合っていると感じられる文章ができるまでやり続けます。確信が持てなければ見当をつけましょう。

私の人生の目的は、

....

....

....

リラックスして、この過程を楽しみましょう。ここでは正解、不正解はありません。あなたの人生の目的は時間とともに変わることがあります。

　このエクササイズは、あなたの人生の目的を間接的な道筋で明らかにするのでうまくいきます。私はクライエントのコーチングで使える強力な方法だと気づきました。クライエントが自分の人生の目的を考え出すとき、ひらめきを経験することがよくあります。目的ができたら、自分に合っているかどうかに注意を向けましょう。自分の心や考えに合っていると感じますか、意欲が湧きますか。新しい（あるいは更新した）人生の目的を持つことは、あなたを前に進ませますし、職業上の岐路に立っているときに特に有用です。目的のある人生を送ることに向かう小さく自分がこなせるステップを1つ考えてください。インターネットで調べるのも、電話をかけるのもいいでしょう。決めたことがどのようなことであっても、日記にその日を記し、その小さなステップを踏み出す決心をしましょう。
　次は、人生に意味や目的をもたらす源を発見するためのもう一つの活動です。このプロセスをやりやすくするために、散歩に行く、瞑想する、音楽を聴く、自然に触れるなどして、事前に自分の状態を整えておくことを勧めます。

ポジティブな方向——前に進む 第12章

このエクササイズでは書く必要がありますので、自分の考えを記録するのに日記を使うと良いでしょう。

ポジティブな遺産

- ◆ 自分の人生がどうあってほしいか、親しい人たちに自分がどう記憶されたいかを前もって考えます。
- ◆ あなたについてその人たちにどう言ってほしいですか。彼らはどの業績や強みを口にするでしょうか。
- ◆ このテーマについて想像をたくましくして自由に空想します。ただし、あまりファンタジーが過ぎないようにし、現実に根差した想像となるようにしてください。そうは言っても、謙虚すぎないようにしましょう。大きな視野で考えましょう。
- ◆ あなたのポジティブな遺産について文章を2～3段落書きます。
- ◆ 書いたものをしばらくしまっておきます。もう一度それを見ることになったときは、テーマが何かに注目します。あなたの人生に意味をもたらすものについて、その文章から何がわかりますか。あなたの目的についてその文章にどのようなヒントがありますか。
- ◆ 自分が書いたものを読み返して、次の質問を自分に投げかけます。自分の遺産を作るには、自分がコントロールできる範囲で何ができるだろうか。この目標に自分を近づけるために自分は現在何をしているだろうか。

Peterson (2006)[6]

うつ病は多くの場合、人間関係、仕事、ライフステージ、生活様式といった何かが終わった後、それに誘発されて起きます。それはつらいものですが、喪の過程が進行すれば、終わりは新しい始まりへの道を開きもします。目標を持つことはうつ病からの回復における重要なステップで、新しいポジティブな方向に前進することを促します。私自身のうつ病脱出の体験は、まるで灰から復活した伝承の不死鳥のように感じました。以前の人生は惨敗を喫していまし

た。私は何とかして自分のそれまでの生き方にしがみつこうとしましたが、新しい方向を探す時期でした。新たな人生を築くのに明らかに役立ったことの一つは、自分の強みに焦点を当て、強みを使って新たな方向を見つけ、新たな領域に入る力を得ることでした。強みは自分の心と考えに忠実で、本来のあなたに調和する人生の目的にあなたを向けさせます。次に挙げるのは、第12章であなたが発見した強みに根差した目的を見つけるためのもう一つの活動です。

あなたの人生の目的を見つける (2)

あなたの強みやその他の才能はあなたの天職への手がかりです。このエクササイズを使って、あなたの強みを生かす方向を明らかにしましょう[7]。

- VIAテストでわかったあなたの上位5つの性格的強みをリストに書き出します。

1. ....
2. ....
3. ....
4. ....
5. ....

- あなたの強み以外の才能を5つくらいリストに書き出します。例えば、芸術的センスがある、スポーツ好き、音楽の才能がある、動物の扱いがうまい、人を笑わせる、色彩感覚が優れているなど。

1. ....
2. ....
3. ....
4. ....
5. ....

ポジティブな方向──前に進む 第12章

- 現代社会であなたが腹立たしく思うものをリストに書き出します（行動に出るほどの強い怒りを感じるようなものを選んでください）。

1. ....
2. ....
3. ....
4. ....
5. ....

各カテゴリーから最もあなたの注意を引くものを1つずつ選んで、以下に書き入れます。

a. ....
b. ....
c. ....

こうして書き込んだ3つの要素を用いて次のように人生の目的を文章にします。

私は自分の .... における強みと、

.... の才能を使って、

.... をします。

（行動を喚起するよう、あなたの怒りをポジティブな形で表現しましょう）＊

書いてみましょう。正解も不正解もありません。わからなければ想像してください。

＊ 例えば、あなたが現代社会で精神疾患が多いことについて腹が立っているとすると、ポジティブなこととして表現したあなたの文章は、「精神疾患を食い止める」ではなく「心理的ウェルビーイングを推進する」となるでしょう。

人生は行動に報いる

　今は、前よりもユーダイモニックなウェルビーイングについてのあなたの理解は進んでいると思います。ユーダイモニックなウェルビーイングは、自分の個人的強みについて、そして行動を起こすためにその強みをどう利用するかについてのより深い意識とともに、人生の意味と目的を持っていることから生じるより深いウェルビーイングです。うつ病は活力を失わせるもので、行動することは最もやりたくないことかもしれません。ですが、行き詰まった状態から抜け出すためには行動する必要があり、そのとき人生が変わり始めるのです。思考を行為に移すことは変化をもたらし、目的を持って生きるのに役立ちます。次に思考を行為に移すのを後押しするヒントをいくつか挙げます。

正しい方向への一押し

- ◆ 高い目標ではなく低い目標を立てます。大きな一歩を踏み出すよりも小さな歩みを重ねるほうが始めやすいものです。ハードルを低く設定します。山ではなく麓の丘を目指しましょう。
- ◆ 自分に優しく、気分が軽いときに行動します。身体的活動や社会的活動の後が良いかもしれません。
- ◆ 1日に1歩だけ。心に留めるべきマントラ［自分にとって意味のある言葉］があるとしたら、この言葉（1日に1歩だけ）です。前に進めるように、毎日小さなことを1つだけするようにしましょう。

変化への目標設定

　コーチングでは1つ基本的な質問をします。「何を望んでいますか」。これはカウンセリングで中心にある質問「何が問題ですか」と対照的です。次のセク

ポジティブな方向——前に進む 第12章

ションではあなたがうつを克服した後、どのような人生を送りたいかを考えます。あなたは何を実現したいですか。今は自分とは無縁の考えのように思えるかもしれませんが、目標を持つと人生の方向性、つまり目指すもの、目的ができます。しかも、かなり多くの研究が人生の満足は自分にとって重要な目標を実現することで得られると示唆しています。目標設定はうつ状態にある人にとって良いことも悪いこともあります。人生の目標を達成できないことがうつ病の引き金になることもあります。特に中年期にこれが起きます。40代半ばで幸福度は最低になります。ある目標を実現するには遅すぎるのではないかと認識することが中年の危機の一要因かもしれません。しかしながら、時にはこうした長年抱いてきた目標を諦めることで、やっと前に進めるということもあります。こうした中年期の落ち込みの後、幸福度は再び上がり始めます[8]。

　目標は強くではなく軽く抱いているのが一番良いと思います。目標が達成し**なければならない不動のもの**となると、実現できなかったことが大きく影響するかもしれません。目標を不動のものとせずに、自分に方向性を与える意図のようなものと考えるのが良いでしょう。私の幸福度は、長年抱いてきて実現できなかった大きな夢を諦め、より柔軟で、現状をより広い気持ちで受け入れる意図を設定すると上がり始めました。この後に示すのは、今あなたが人生に望む方向をより明確にするのに役立つ一連のエクササイズです。

ウェルビーイングの輪

　これは、あなたのウェルビーイングを上げるために、生活のどの領域が注意を要し、どこに努力を集中させるべきかを見つけるのに役立つ簡単な方法です。円か輪を書いて、それを8分割します。それぞれに生活の一領域の名前をつけます。以下はウェルビーイングの主要な領域をいくつか挙げたリストですが、それにこだわらず、あなたにとって重要な他の領域を自由に入れてください。

- **喜び**：楽しみ、自由な時間、快楽
- **意味**：目的、成就、精神性
- **つながり**：大切な人、友人、その他の人たちとの関係
- **レジリエンス**：困難に対処し、立ち直る力
- **活力**：身体的健康、エネルギー、運動
- **自己啓発**：学習、自己表現
- **仕事**：職業上の満足

あなたのウェルビーイングの輪

輪の各部に生活の領域を1つずつ入れます。それぞれの領域についてあなたの満足度を線を引いて評価します。それぞれの領域を0(非常に低い)から10(非常に高い)までの段階で点数を付けます。輪の中心は0で、外縁部は10です。点が高いと線は外縁近くに、低いと中心近くとなります。

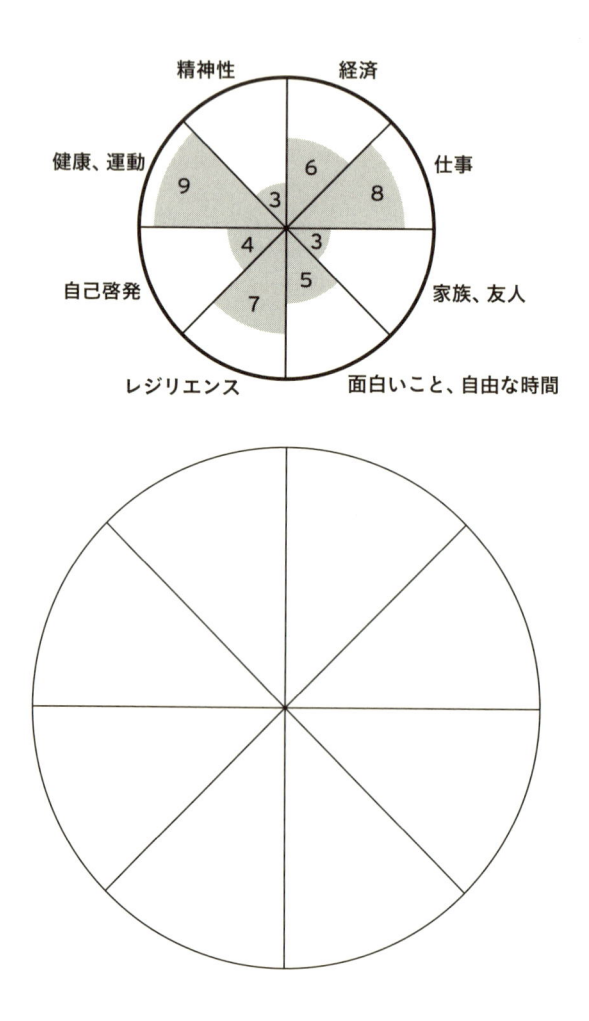

ポジティブな方向——前に進む 第12章

　あなたのウェルビーイングの輪が完成したら、次の問いを自分に投げかけてください。

- ◆ 自分のウェルビーイングをどう評価するか。自分の輪で何に気づくか。
- ◆ どこがうまくいっているか。
- ◆ どこが注意を要しているか。
- ◆ 輪のどの部分に最初に取り組めるか。
- ◆ 輪のどこかに大きな変化を生じさせるために、どのような小さな一歩を踏み出せるか。

　輪の各部分を189ページの人生計画表に書き写します。その上で、人生の各領域の目標を設定します。この目標は必ず接近目標として、つまりあなたが逃れたいと思う回避目標ではなく、あなたが近づきたいこととして表現しましょう。接近目標は、内発的動機づけである可能性が高いもの、つまりそれ自体があなたの望むことなのです。その反対の外発的動機づけは、それをすれば地位が上がるなどといった外的報酬をもたらすという理由でやる気になることです。内発的動機づけとなる目標を持つことは努力する気を起こさせ、状況が厳しくなったときにも努力し続ける気を起こさせる可能性が高いものです。

　必ず目標は自分がこなせるものにしてください。具体的 (Specific)、測定可能 (Measurable)、達成可能 (Attainable)、適切で (Relevant)、期限 (Time-frame) 付き、つまり、SMARTに考えましょう。ポイントは、目標が大きすぎると、手強すぎて取り組めなかったり、障害にぶつかると諦めてしまったりして、自分に失敗者のレッテルを貼ることになる危険があります。自分に行動を促せるほどに目標を小さくするのがコツです。今大事なのはスタートすることです。いずれその準備ができていると思ったときには、もっと大きなステップで進むことは可能です。目標は実際何を目指しているのかが自分でわかるように具体的でなければなりません。例えば、「健康な体作り」といった曖昧なものではなく、週に1度ジムに通うというような目標です。この目標に向かうための第一歩を見つけましょう。内容が簡単で、自分が十分こなせることを確認してください。その上で、次のステップを見つけましょう。

目標を念頭に置いて、次の質問の答えを考えてください。これはあなたの目標への展望をさらに発展させるのに役立ちます。

- もし私が魔法の杖を持っていて、今すぐにあなたの目標をかなえてあげると言ったら、あなたは迷わずお願いしますと言いますか。確信が持てないのであれば、自信を持ってお願いしますと答えられるように目標を練り直す必要があるかもしれません。
- 極めて具体的に目標を考えなければなりません。自分が望んでいるのは何なのか、いつか、どこでか、他に誰が関わるのか。
- どのようにしたらそれが実現するのか。創造性を発揮して、思いつくできるだけたくさんの方法をリストにします。リストを書いているときに制約はすべて脇に置いておきます。
- どのようなリソースが目標達成の助けになるでしょうか。人ですか、組織ですか、本ですか、ウェブサイトですか。
- 目標を達成したらどのような感じになるでしょうか。どのような証拠が見られるでしょうか。何が聞こえるでしょうか。何を感じるでしょうか。五感を使って、光景、音、感情など、どういうふうになるかを想像してみましょう。
- 目標は行動する気を起こすのにちょうどよい大きさですか。大きすぎるなら扱える大きさにまで小さくしましょう。小さすぎるなら、やる気がもっと湧くように目標を少し高くしましょう。
- 目標への道のりのどこにいるのかに注意を向けます。これまでにどのような進歩がありましたか。
- 自分でコントロールできる範囲にあるものを基本とした目標となるよう、必要に応じて目標を調整します。

ポジティブな方向——前に進む 第12章

人生計画表

生活の領域

SMART目標

最初のステップ（簡単なものにしましょう）

次のステップ

最初のステップの準備に役立つ質問を次に挙げておきます。

◆ あなたの目標達成には何が起こらなければなりませんか。
◆ 現在あなたの目標達成を妨げているのは何ですか。

1つ目は最初のステップの詳細を明らかにする質問で、2つ目は現在あなたの行く手を妨げている障害を明らかにするための質問です。

意志あるところに道は開ける……

ここであなたに「希望」を紹介したいと思います。希望は「楽観主義」(第7章参照) の遠慮がちないとこのようなものです。希望は目立つ楽観主義のようには注目を浴びませんが、目標設定に役立つ貴重なものを持っています。ポジティブサイコロジーにおいて希望はポジティブな結果における信念をはるかに超えるもので、非常に実用的な概念です。この概念には2つの部分があります。まず、目標を達成しようという意欲があること (主体性)、次に、どうしたら目標に到達できるかについて明確な考えがあること (経路) です[9]。絶望感はうつ病ではありがちな感情ですが、目標に対して希望を感じることができなくてもポジティブサイコロジー版の希望が提供するのは、希望を育み目標に向かって進むための具体的な方略です。次に述べるのが、希望を持つためのポジティブサイコロジーのコツです。

1. 何を望むかを明確にする (目標)。
2. 目標への様々な道筋を考える (経路)。
3. 精力的にその目標達成に打ち込み、やり続ける (主体性)。

希望については、「意志 (主体性) あるところに、道 (経路) は開ける」です。希望を持っている人たちと持たない人たちの違いは、前者は目標に至る途中で障害にぶつかっても柔軟に対応し目標に至る別の道を探すというところです。そ

ポジティブな方向――前に進む 第12章

して、ここが「主体性」の出番です。「主体性」は、希望を抱いている人に、目標に向かってスタートを切り、状況が困難になっても粘り強くやり続けるエネルギーとやる気を与えます。真の意味で希望を抱いている状態になるのは難しく思われるかもしれませんが、フラストレーションを取り除き、目標への道にあなたを導く一連の段階へと希望を分解する方法がこれです。無力感から希望へと。

めでたし、めでたし？ メンテナンスダイエット

　本書ではエビデンスに基づくポジティブサイコロジーの技法を詳細に述べています。この技法は幸福感とウェルビーイングを高め、あなたのメンタルヘルスを繁栄状態へと導くものです。これらの方策は自然にあなたの気分を上げ、うつへとあなたを引きずり込む下降スパイラルを予防し、うつ病の落ち込みを克服するために利用できます。うつ病の原因は多種多様で、回復も同じように多角的なアプローチを使うことが有効でしょう。

- ◆ レジリエンスを高めポジティビティ比に達するために、ポジティブ感情を増やすことに力を注ぎましょう。
- ◆ ポジティブ思考の主要ツールである楽観主義を実践しましょう。
- ◆ 社会的ウェルビーイングのためにあなたの人生に関わる人たちとつながりましょう。
- ◆ ウェルビーイングの身体的基盤(エネルギー、食事、運動)に焦点を当てましょう。
- ◆ 大局的視野でよく考えましょう(あなたの人生の意味、目的)。
- ◆ 引っ張ると目標達成に向けてあなたをサポートしてくれるレバーとして自分の強みを利用しましょう。

　快楽は束の間の高い幸福感をもたらしますが、人生の意味、目的を持ち、自

分の潜在的可能性を発揮する活動からはより深いウェルビーイングが生まれることを忘れないでください。

●「物事には必ず終わりがある」

　楽観主義者は、人生で悪いことが起きたときの反応として、これは一時的な状況だと考える傾向があります。「物事には必ず終わりがある」と考えるのです。うつ病に楽観主義を適用してわかるうれしいことは、ほとんどのうつ病のエピソードにはライフサイクルがあり、その過程をたどるということです。うつからの回復はゆっくりとしたものなので、どのように暗闇が後退し次第に光が増えてきているか気づきさえしないかもしれませんが、ゆっくりそして確実にポジティブ感情をより頻繁に体験するようになり、絶望のどん底の日は少なくなるでしょう。

　一度うつ病を患った人はエピソード再発の危険があるため、気が滅入らないように気分を高揚させる活動を維持するメンテナンスダイエットが必要だと研究では示されています。精神的ウェルビーイングに気を配り、身体的ウェルビーイングと同じように注意を払いましょう。簡単にできる方法は、良いことが起きたときにそれを味わうこと、感謝の技を実践すること、ネガティブなことをリフレーミングすること、そして生活の中の仕事、休息、遊びのバランスに気を配ることです。あなたの幸せの40％はあなたが直接コントロールできるもので、あなたが影響を及ぼすことができることがたくさんあることを覚えておきましょう。あなたのウェルビーイングの貯水池を、ポジティブ感情を生み人生に意味をもたらす経験で満たしましょう。こうすることで、あなたのレジリエンスが増強され、人生の浮き沈みを乗り越えるのを助け、次に人生の荒波を航行することになったときに、うつからあなたをしっかり守ってくれるでしょう。

　下降スパイラルに向かいそうなサインが認識できる方法を習得し、それを合図に本書で紹介した技法の実践を強化してください。今私は、たまに気分が沈むことはあっても、うつ病のない生活をしており、幸福になる能力はこれまでよりずっと大きくなりました。前述の40％を育むことが状況を一変させました。同じことがあなたにも起こり得ます。物事は固定ではなくずっと柔軟性が

ポジティブな方向──前に進む 第12章

あるものです。人生は変わります。体の細胞の一つひとつは再生します。あなたが焦点を当てたものが成長します。幸福感を育み、ポジティビティを増やし、たとえあなたが生まれながらの悲観主義者であったとしても、楽観主義を身につけ、強みを発達させることができます。たとえあなたが信じなくとも、トンネルの先には灯りがあります。希望があるのです。

「命ある限り、希望はある」キケロ

推薦図書

Miller, C.A. & Frisch, M.B. (2011). *Creating Your Best Life*. New York: Sterling.

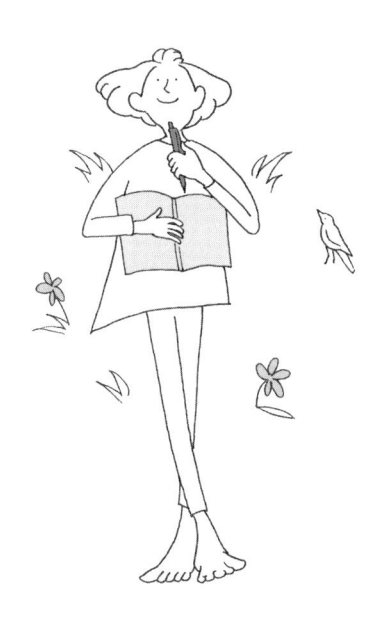

原注

◆まえがき

1) The Positive Psychology Center at the University of Pennsylvania www.ppc.sas.upenn.edu
2) The Penn Resilience Programme www.ppc.sas.upenn.edu/prpsum.htm

◆第1章

1) Seligman, M.E.P., Rashid, T., & Parks, A.C. (2006). Positive psychotherapy. *American Psychologist*, 61, 774-788.
2) Lambert, M.J. (2004). *Bergin and Garfield's Handbook of Psychotherapy and Behaviour Change*, 5th ed. Chichester: Wiley.
3) Berk, M. & Parker, G. (2009). The elephant on the couch: Side-effects of psychotherapy. *Australian and New Zealand Journal of Psychiatry*, 43, 787-794.
4) Akhtar, M. & Boniwell, I. (2010). Applying positive psychology to alcohol-misusing adolescents: A group intervention. *Groupwork*, 20 (3), 7-23.
5) Sin, N.L. & Lyubomirsky, S. (2009). Enhancing well-being and alleviating depressive symptoms with positive psychology interventions: A practice-friendly meta-analysis. *Journal of Clinical Psychology: In Session*, 65, 467-487. 4,266人に対する51の介入について行われたメタ分析によれば、ポジティブサイコロジーによる介入はウェルビーイングを著しく高め（$r=.29$）、うつ症状を減らしました（$r=.31$）。
6) Seligman, M.E.P., Rashid, T., & Parks, A.C. (2006). Positive psychotherapy. *American Psychologist*, 61, 774-788.
7) Johnstone, C. (2010). *Find Your Power*, 2nd ed. East Meon: Permanent Publications.
8) www.nhs.uk/Conditions/Depression
9) Dweck, C.S. (2006). *Mindset: The New Psychology of Success*. New York: Random House. ［今西康子訳（2008）．「やればできる!」の研究．草思社］

◆第2章

1) Lyubomirsky, S., Sheldon, K.M., & Schkade, D. (2005). Pursuing happiness: The architecture of sustainable change. *Review of General Psychology*, 9, 111-131.
2) Seligman, M.E.P. (2003). *Authentic Happiness*. London: Nicholas Brealey Publishing.［小林裕子訳（2004）．世界でひとつだけの幸せ．アスペクト］；Lyubomirsky, S. (2007). *The HOW of Happiness*. London: Sphere.［金井真弓訳（2012）．幸せがずっと続く12の行動習慣．日本実業出版社］
3) Seligman, *op.cit.*
4) Seligman, M.E.P. (2011). *Flourish*. London: Nicholas Brealey Publishing.［宇野カオリ訳

（2014）．ポジティブ心理学の挑戦．ディスカヴァー・トゥエンティワン］
5) Diener, E. (2000). Subjective well-being: The science of happiness and a proposal for a national index. *American Psychologist*, 55, 56-67.
6) Ryff, C.D. & Keyes, C.L.M. (1995). The structure of psychological well-being revisited. *Journal of Personality and Social Psychology*, 69, 719-727.
7) Csikszentmihalyi, M. (1990). *Flow*. New York: Harper and Row.［今村浩明訳（1996）．フロー体験．世界思想社］
8) Ryan, R.M. & Deci, E.L. (2000). Self-determination theory and the facilitation of intrinsic motivation, social development, and well-being. *American Psychologist*, 55, 68-78.
9) Mauss, I.B., Tamir, M., Anderson, C.L., & Savino, N.S. (2011). Can seeking happiness make people happy? Paradoxical effects of valuing happiness. *Emotion*, 1-9.

◆第3章

1) Fredrickson, B.L. (2001). The role of positive emotions in positive psychology: The broaden-and-build theory of positive emotions. *American Psychologist*, 56, 218-226.
2) Fredrickson, B.L. (2009). *Positivity*. New York: Crown Publishers.［高橋由紀子訳（2010）．ポジティブな人だけがうまくいく3：1の法則．日本実業出版社］
3) Fredrickson, B.L. & Losada, M.F. (2005). Positive affect and the complex dynamics of human flourishing. *American Psychologist*, 60, 678-686.
4) Schwartz, R.M., Reynolds, C.F., III, Thase, M.E., Frank, E., Fasiczka, A.L., & Haaga, D.A.F. (2002). Optimal and normal affect balance in psychotherapy of major depression: Evaluation of the balanced states of mind model. *Behavioural and Cognitive Psychotherapy*, 30, 439-450.
5) Lyubomirsky, S., King, L.A., & Diener, E. (2005). The benefits of frequent positive affect. *Psychological Bulletin*, 131, 803-855.
6) Frisch, M.B. (2006). *Quality of Life Therapy*. New Jersey: John Wiley & Sons.

◆第4章

1) Bryant, F.B. & Veroff, J. (2007). *Savoring*. Mahwah, NJ: Lawrence Erlbaum Associates.
2) Honoré, C. (2005). *In Praise of Slow*. London: Orion Books.［鈴木彩織訳（2005）．スローライフ入門．ソニー・マガジンズ］
3) www.slowfood.com
4) Schooler, J.W., Ariely, D., & Loewenstein, G. (2003). The pursuit and assessment of happiness may be self-defeating. In I. Brocas & J.D. Carilloo (eds.). *The Psychology of Economic Decisions. Volume 1: Rationality and Well-Being* (pp.41-70). New York: Oxford University Press.
5) Bryant & Veroff, *op.cit.*
6) Diener, E., Sandvik, E., & Pavot, W. (1991). Happiness is the frequency, not the intensity

of positive versus negative affect. In F. Strack, M. Argyle, & N. Schwarz (eds.). *Subjective Well-being* (pp.119-139). New York: Pergamon.
7) Seligman, M.E.P., Rashid, T., & Parks, A.C. (2006). Positive psychotherapy. *American Psychologist*, 61, 774-788.
8) Boniwell, I. & Zimbardo, P. (2004). Balancing time perspective in pursuit of optimal functioning. In P.A. Linley & S. Joseph (eds.). *Positive Psychology in Practice*. New Jersey: John Wiley & Sons.
9) Bryant, F.B., Smart, C.M., & King, S.P. (2005). Using the past to enhance the present: Boosting happiness through positive reminiscence. *Journal of Happiness Studies*, 6, 227-260.

◆第5章

1) Breathnach, S.B. (1996). *The Simple Abundance Journal of Gratitude*. New York: Warner.
2) Lyubomirsky, S. (2007). *The HOW of Happiness*. London: Sphere. ［金井真弓訳（2012）．幸せがずっと続く12の行動習慣．日本実業出版社］
3) Emmons, R. (2007). *Thanks! How the New Science of Gratitude Can Make You Happier*. Boston: Houghton Mifflin Company. ［片山奈緒美訳（2008）．Gの法則．サンマーク出版］
4) Lyubomirsky, *op.cit.*, p.91.
5) Emmons, *op.cit.*
6) Pollay, D.J. (2008). Gratitude is a bridge to your positive future. Retrieved at positivepsychologynews.com/news/david-j-pollay/200811021119
7) Gratitude: How to appreciate life's gifts (2010). *Positive Psychology News Series*.
8) Emmons, R.A. & Shelton, C.M. (2005). Gratitude and the science of positive psychology. In C.R. Snyder & S.J. Lopez (eds.). *Handbook of Positive Psychology* (pp.459-471). London: Oxford University Press.
9) Seligman, M.E.P., Steen, T.A., Park, N., & Peterson, C. (2005). Positive psychology progress: Empirical validation of interventions. *American Psychologist*, 60, 410-421.
10) *Ibid.*
11) 感謝の質問についてさらに詳しく知りたければ以下を参照してください。Cooperrider, D.L. & Whitney, D. (2005). *Appreciative Inquiry*. San Francisco: Berrett-Koehler Publishers.

◆第6章

1) Kabat-Zinn, J. (1994). *Wherever You Go, There You Are*. New York: Hyperion. ［松丸さとみ訳（2012）．マインドフルネスを始めたいあなたへ．星和書店］
2) Davidson, R.J., Kabat-Zinn, J., Schumacher, J., Rosenkranz, M., Muller, D., Santorelli, S.F., et al. (2003). Alterations in brain and immune function produced by mindfulness meditation. *Psychosomatic Medicine*, 65, 564-570.
3) リチャード・デビッドソン博士の業績についてさらに知りたければ以下を参照してください。Lab for Affective Neuroscience　http://psyphz.psych.wisc.edu/

4) Shapiro, S.L., Schwartz, G.E.R., & Santerre, C. (2005). Meditation and positive psychology. In C.R. Snyder & S.J. Lopez (eds.). *Handbook of Positive Psychology* (pp.632-645). London: Oxford University Press.
5) Fredrickson, B., Cohn, M., Coffey, K.A., Pek, J., & Finkel, S.M. (2008). Open hearts build lives: Positive emotions induced through loving-kindness meditation, build consequential personal resources. *Journal of Personality and Social Psychology*, 95(5), 1045-1062.
6) 以下のウェブサイトには慈愛の瞑想をはじめ、様々な瞑想のやり方が掲載されています。The Buddhist Education and Information Network　www.buddhanet.net
7) Williams, M., Teasdale, J., Segal, Z., & Kabat-Zinn, J. (2007). *The Mindful Way through Depression*. New York: Guilford Press.［越川房子・黒澤麻美訳（2012）．うつのためのマインドフルネス実践．星和書店］
8) Hanh, T.N. (1991). *The Miracle of Mindfulness*. London: Rider Books.［池田久代訳（2014）．〈気づき〉の奇跡．春秋社］
9) Davidson, et al., *op. cit.*
10) Kabat-Zinn, J. (1990). *Full Catastrophe Living*. New York: Delacorte Press.［春木豊訳（2007）．マインドフルネスストレス低減法．北大路書房］
11) Reibel, D.K., Greeson, J.M., Brainard, G.C., et al. (2001). Mindfulness-based stress reduction and health-related quality of life in a heterogeneous patient population. *General Hospital Psychiatry*, 23, 183-192.
12) Segal, Z., Teasdale, J., & Williams, M. (2002). *Mindfulness-Based Cognitive Therapy for Depression*. New York: Guilford Press.［越川房子監訳（2007）．マインドフルネス認知療法．北大路書房］
13) Williams, et al., *op. cit.*

◆第7章

1) Carver, C.S., Scheier, M.F., & Segerstrom, S.C. (2010). Optimism. *Clinical Psychology Review*, 879-889.
2) Seligman, M.E.P. (1990). *Learned Optimism*. New York: Knopf.［山村宜子訳（2013）．オプティミストはなぜ成功するか．パンローリング］
3) Boniwell, I. (2006). *Positive Psychology in a Nutshell*. London: PWBC.［永島沙友里ほか訳（2015）．ポジティブ心理学が1冊でわかる本．国書刊行会］
4) Isaacowitz, D.M. & Seligman, M.E.P. (2001). Is pessimism a risk factor for depressive mood among community-dwelling older adults? *Behaviour Research and Therapy*, 39, 255-272.
5) Norem, J.K. (2001). *The Positive Power of Negative Thinking*. New York: Basic Books.［末宗みどり訳（2002）．ネガティブだからうまくいく．ダイヤモンド社］
6) Seligman, *op. cit.*
7) Nolen-Hoeksema, S. (1990). *Sex Differences in Depression*. Stanford, CA: Stanford University Press.
8) Frisch, M.B. (2006). *Quality of Life Therapy*. New Jersey: John Wiley & Sons.

9) King, L.A. (2001). The health benefits of writing about life goals. *Personality and Social Psychology Bulletin*, 27, 798-807.
10) Sheldon, K.M. & Lyubomirsky, S. (2006). How to increase and sustain positive emotion: The effects of expressing gratitude and visualizing best possible selves. *Journal of Positive Psychology*, 1(2), 73-82.
11) Schneider, S.L. (2001). In search of realistic optimism. *American Psychologist*, 56(3), 250-263.
12) Segerstrom, S.C. (2006). *Breaking Murphy's Law*. New York: Guilford.［荒井まゆみ訳（2008）．幸せをよぶ法則．星和書店］

◆第8章

1) この部分の記述は、以下のクリス・ジョンストン医師の著作をもとにしています。Johnstone, C. (2010). *Find Your Power*, 2nd ed. East Meon: Permanent Publications.
2) Masten, A.S. (2001). Ordinary magic: Resilience processes in development. *American Psychologist*, 56, 227-238.
3) Reivich, K. & Shatté, A. (2002). *The Resilience Factor*. New York: Broadway Books.［宇野カオリ訳（2015）．レジリエンスの教科書．草思社］
4) Carr, A. (2004). *Positive Psychology*. Hove: Brunner-Routledge.
5) 以下の著作をもとにしました。Zeidner, M. & Endler, N.S. (eds.) (1996). *Handbook of Coping*. New York: John Wiley.
6) ABCモデルについては以下の2つの著作に詳しく書かれています。Seligman, et al., *The Optimistic Child*；Reivich & Shatté, *The Resilience Factor*.
7) Reivich & Shatté, *op.cit.*
8) 以下の著作をもとにしました。Burns, D.D. (1980). *Feeling Good* (preface by Aaron T. Beck). New York: William Morrow and Co.［野村総一郎ほか訳（2004）．いやな気分よ、さようなら（増補改訂第2版）．星和書店］
9) Tugade, M. & Fredrickson, B.L. (2004). Resilient individuals use positive emotions to bounce back from negative emotional experiences. *Journal of Personality and Social Psychology*, 86(2), 320-333.
10) Fredrickson, B.L. (2009). *Positivity*. New York: Crown Publishers.［高橋由紀子訳（2010）．ポジティブな人だけがうまくいく3：1の法則．日本実業出版社］
11) www.depressionalliance.org/
12) Tennen, H. & Affleck, G. (2005). Benefit-finding and benefit-reminding. In C.R. Snyder & S.J. Lopez (eds.). *The Handbook of Positive Psychology*. New York: Oxford University Press.
13) Tedeschi, R.G. & Calhoun, L.G. (2004). A clinical approach to post-traumatic growth. In P.A. Linley & S. Joseph (eds.). *Positive Psychology in Practice* (pp.405-419). Hoboken, NJ: John Wiley & Sons.
14) 以下の著作をもとにしました。Nolen-Hoeksema, S. & Davis, C.G. (2005). Positive responses to loss. In C.R. Snyder & S.J. Lopez (eds.). *The Handbook of Positive Psychology*. New York:

Oxford University Press.
15) 心的外傷後成長についてさらに知りたければ以下を参照してください。Hefferon, K., Grealy, M., & Mutrie, N. (2009). Post-traumatic growth and life threatening physical illness: A systematic review of the qualitative literature. *British Journal of Health Psychology*, 14(2), 343-378.
16) Niederhoffer, K.G. & Pennebaker, J.W. (2005). Sharing one's story. In C.R. Snyder & S.J. Lopez (eds.). *The Handbook of Positive Psychology*. New York: Oxford University Press.
17) Pennebaker, J.W. (1989). Confession, inhibition and disease. In L. Berkowitz (ed.). *Advances in Experimental Social Psychology*, 22, 211-244. New York: Academic Press.

◆第9章

1) *A Primer in Positive Psychology* (2006, New York: Oxford University Press) の著者であるクリス・ピーターソン (Chris Peterson) によれば、ポジティブサイコロジーとは「他の人たちの存在が重要」という言葉に要約されます。
2) Diener, E. & Seligman, M.E.P. (2002). Very happy people. *Psychological Science*, 13, 81-84.
3) Seligman, M.E.P., et al. (1995). *The Optimistic Child*. New York: Houghton Mifflin.［枝廣淳子訳 (2003)．つよい子を育てるこころのワクチン．ダイヤモンド社］
4) www.gottman.com
5) Gottman, J.M. & Silver, N. (1999). *The Seven Principles for Making Marriage Work*. New York: Crown Publishers.［松浦秀明訳 (2007)．結婚生活を成功させる七つの原則（新装版）．第三文明社］
6) Gable, S.L., Reis, H.T., Impett, E., & Asher, E.R. (2004). What do you do when things go right? The intrapersonal and interpersonal benefits of sharing positive events. *Journal of Personality and Social Psychology*, 87, 228-245.
7) *Ibid*.
8) Goleman, D. (2006). *Social Intelligence*. New York: Bantam Books.［土屋京子訳 (2007)．SQ　生きかたの知能指数．日本経済新聞出版社］
9) 社会的伝染に関するキャスリン・ブリットン (Kathryn Britton) の考えを以下で参照できます。positive psychologynews.com/news/kathryn-britton/ 20080407704
10) Dutton, J. (2003). *Energize Your Workplace*. San Francisco, CA: Jossey-Bass.
11) Festinger, L. (1954). A theory of social comparison processes. *Human Relations*, 7(2), 117-140.
12) Fredrickson, B.L. (2009). *Positivity*. New York: Crown Publishers.［高橋由紀子訳 (2010)．ポジティブな人だけがうまくいく3：1の法則．日本実業出版社］
13) Bryant, F.B. & Veroff, J. (2007). *Savoring*. Mahwah, NJ: Lawrence Erlbaum Associates.
14) Lyubomirsky, S. (2007). *The HOW of Happiness*. London: Sphere.［金井真弓訳 (2012)．幸せがずっと続く12の行動習慣．日本実業出版社］
15) Weinstein, N. & Ryan, R. (2010). When helping helps: Autonomous motivation for pro-social behavior and its influence on well-being for the helper and recipient. *Journal of*

Personality and Social Psychology, 98(2), 222-244.
16) www.randomactsofkindness.org   www.thekindnessoffensive.com   www.payitforwardfoundation.org
17) McCullough, M.E. & van Oyen Witvliet, C. (2005). The psychology of forgiveness. In C.R. Snyder & S.J. Lopez (eds.). *The Handbook of Positive Psychology*. New York: Oxford University Press.
18) 以下のウェブサイトで、許しに関する示唆に富む話を読むことができます。www.theforgivenessproject.com
19) ソーシャルネットワーキングの心理と実践に関しては、以下の著作をお勧めします。Grenville-Cleave, B. & Passmore, J. (2009). *The Facebook Manager*. London: Management Books.
20) Dunbar, R. (2010). *How Many Friends Does One Person Need?* London: Faber.［藤井留美訳（2011）．友達の数は何人？　インターシフト］
21) Granovetter, M. (1983). The strength of weak ties: A network theory revisited. *Sociological Theory*, 201-233.
22) Canine Charter for Human Health (2008). Retrieved from www.dogstrust.org.uk
23) Nagasawa, M., et al. (2009). Dog's gaze at its owner increases owner's urinary oxytocin during social interaction. *Hormones and Behaviour*, 55(3), 434-441.

◆第10章

1) Babyak, M., Blumenthal, J.A., Herman, S., Khatri, P., Doraiswamy, M., Moore, K., et al. (2000). Exercise treatment for major depression: Maintenance of therapeutic benefit at 10 months. *Psychosomatic Medicine*, 62, 633-638.
2) Barton, J. & Pretty, J. (2010). What is the best dose of nature and green exercise for mental health? A meta-study analysis. *Environmental Science & Technology*, 44(10), 3947-3955.
3) Loehr, J. & Schwartz, T. (2003). *The Power of Full Engagement*. New York: Free Press.［青島淑子訳（2004）．成功と幸せのための4つのエネルギー管理術．阪急コミュニケーションズ］

◆第11章

1) Linley, A. (2008). *Average to A+*. Coventry: CAPP Press.
2) Clifton, D.O. & Anderson, E.C. (2002). *StrengthsQuest*. Washington: The Gallup Organisation；Peterson, C. & Seligman, M.E.P. (2004). *Character Strengths and Virtues*. Oxford: Oxford University Press.
3) Seligman, M.E.P., Steen, T.A., Park, N., & Peterson, C. (2005). Positive psychology progress: Empirical validation of interventions. *American Psychologist*, 60, 410-421.
4) Linley, A., Willars, J., & Biswas-Diener, R. (2010). *The Strengths Book*. Coventry: CAPP Press.

5) Peterson & Seligman, *op.cit.*
6) Peterson, C., Park, N., & Seligman, M.E.P. (2006). Greater strengths of character and recovery from illness. *Journal of Positive Psychology*, 1, 17-26.
7) VIAを含む強み診断（Values in Action Classification of Character Strengths, Peterson & Seligman, 2004）は、www.viacharacter.orgで入手できます。リアライズ2性格的強みプロジェクト（Realise 2 Personality Strengths Project, CAPP, 2010）についてはwww.strengths2020.comにアクセスしてください。ギャラップ社のストレングスファインダー（StrengthsFinder, Hodges & Clifton, 2004）はギャラップ社の書籍とwww.strengthsfinder.comを通じて入手できます。
8) Seligman, M.E.P. (2002). Positive psychology, positive prevention, and positive therapy. In C.R. Snyder & S.J. Lopez (eds.). *Handbook of Positive Psychology* (pp.3-9). New York: Oxford University Press.
9) Seligman, M.E.P., Rashid, T., & Parks, A.C. (2006). Positive psychotherapy. *American Psychologist*, 61, 774-788.
10) Rath, T. (2007). *StrengthsFinder 2.0*. New York: The Gallup Organization.
11) クリスティン・デュヴィヴィエの感動的な著作（Appreciating Beauty in the Bottom 80）をwww.christineduvivier.comで読んでみてください。

◆第12章

1) Hicks, J.A. & King, L.A. (2009). Meaning in life as a subjective judgment and lived experience. *Social and Personality Psychology Compass*, 3, 638-653.
2) Frankl, V.E. (1963). *Man's Search for Meaning*. New York: Simon & Schuster.［池田香代子訳（2002）．夜と霧（新版）．みすず書房］
3) Seligman, M.E.P. (2003). *Authentic Happiness*. London: Nicholas Brealey Publishing.［小林裕子訳（2004）．世界でひとつだけの幸せ．アスペクト］
4) Kashdan, T.B. & McKnight, P.E. (2009). Origins of purpose in life: Refining our understanding of a life well lived. *Psychological Topics*, 18(2), 303-316.
5) このエクササイズは、神経言語プログラミングの一つをもとにしています。
6) Peterson, C. (2006). *A Primer in Positive Psychology*. New York: Oxford University Press.［宇野カオリ訳（2012）．ポジティブ心理学入門．春秋社］
7) 私がこのエクササイズを最初に思いついたのは、*Authentic* (2003, Chichester: Capstone Press) の著者であるニール・クロフツ（Neil Crofts）を通じてでした。
8) The U-bend of life. Why, beyond middle age, people get happier as they get older. *The Economist*, Dec 16th 2010.
9) Snyder, C.R., Rand, K.L., & Sigmon, D.R. (2005). Hope theory. In C.R. Snyder & S.J. Lopez (eds.). *Handbook of Positive Psychology*. London: Oxford University Press.

訳者あとがき

　本書には、うつから回復する過程で用いられるポジティブサイコロジーのアプローチがいくつも挙げられています。ポジティブというと、何でも前向きになればよい、ポジティブな部分だけを見ればよいという誤解があるかもしれません。しかし、決してそういうわけではありません。本書では、ネガティブな側面を軽視し否定するわけではなく、ポジティブな側面とネガティブな側面の両方を扱っています。

　本書で扱われているポジティブサイコロジーのアプローチは、実際の生活の中で用いられ効果が示されているものです。これらは、実施が困難なものではなく、いつでも、どこででもできて、コストもかかりません。なお、ポジティブサイコロジーの中で注目されている視点の一つに、ポジティブ感情があります。ポジティブ感情を生じさせるための具体的なアプローチも、本書を通してご理解いただけると思います。

　これらのアプローチのいくつかを参考に、山本ゼミの学生さんの中には、日記とレリジエンス、日記と認知の変化やポジティブ感情について検証している人もいます。強み（ストレングス）についてさらに深めている人もいます。彼女たちの真摯な研究姿勢やアイデアに私もよい刺激を受けています。彼女たちの熱心な姿勢が、翻訳を進める上で、とてもよい動機づけになりました。ありがとうございました。

　私は当初、認知行動療法にいかにポジティブな側面を取り入れればよいか思案していました。そのような中で、ポジティブサイコロジーについて学ぶ必要を感じるようになり、本書に出会いました。本書を読み進める中で、「この本は世に出るべき！」と思うようになり、大野裕先生にご相談させていただきました。このような機会を設けていただきました大野裕先生に、心からの感謝を申し上げます。また、本書の価値を見いだし認めていただき、出版までの大変なご尽力と丁寧な編集を賜りました創元社の柏原隆宏様に、心よりお礼を申し上げます。ありがとうございました。

訳者あとがき

　翻訳にあたっては、外語屋の植竹スマ様、山崎しおり様にご協力いただきました。最後まで、長期にわたり、丁寧に検討していただきました。ありがとうございました。日々、勤務先で、お心遣いやご配慮をいただいている、久留米大学文学部心理学科の先生方、アシスタントの皆様にお礼を申し上げます。
　最後に、一人でも多くの方々が、本書を通して幸せになられますようにとお祈り申し上げます。

2015年7月
山本眞利子

■著者紹介

ミリアム・アクタル (Miriam Akhtar)

応用ポジティブサイコロジー修士号（MAPP）を有し、ポジティブサイコロジーのコーチ、トレーナー、講師として活躍。BBCラジオ4で幸せの科学についての番組を制作した1990年代半ばからポジティブサイコロジーに専門的関心を持ち始める。その後、トレーニングを受け、ヨーロッパで最初のポジティブサイコロジストの一人として実践を行っている。

■監訳者紹介

大野 裕 (おおの・ゆたか)

1950年生まれ。慶応義塾大学医学部卒業。コーネル大学医学部、ペンシルベニア大学医学部留学。慶應義塾大学教授、独立行政法人国立精神・神経医療研究センター認知行動療法センター長を経て、現在、一般社団法人認知行動療法研修開発センター理事長。医学博士。著訳書『うつを克服するための行動活性化練習帳』『うつと不安の認知療法練習帳』『こころが晴れるノート』（いずれも創元社）など多数。『こころのスキルアップ・トレーニング』(http://www.cbtjp.net/) 発案・監修。

■訳者紹介

山本眞利子 (やまもと・まりこ)

久留米大学文学部心理学科准教授。博士（心理学）、臨床心理士。著書『ストレングスアプローチ入門』『ストレングスアプローチワークブック』『ストレングスの認知行動療法ワークブック』（いずれもふくろう出版）など。

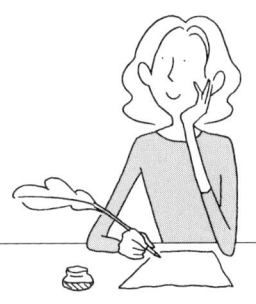

うつを克服するための
ポジティブサイコロジー練習帳
2015年10月10日　第1版第1刷発行

著　者────ミリアム・アクタル
監訳者────大野裕
訳　者────山本眞利子
発行者────矢部敬一
発行所────株式会社　創元社
〈本　社〉
　〒541-0047　大阪市中央区淡路町4-3-6
　TEL.06-6231-9010（代）　FAX.06-6233-3111（代）
〈東京支店〉
　〒162-0825　東京都新宿区神楽坂4-3 煉瓦塔ビル
　TEL.03-3269-1051
　http://www.sogensha.co.jp/
印刷所────亜細亜印刷 株式会社

©2015, Printed in Japan
ISBN978-4-422-11611-2 C1011
〈検印廃止〉
落丁・乱丁のときはお取り替えいたします。

カバー・本文イラスト　　野津あき
装丁・本文デザイン　　　長井究衡

JCOPY 〈(社)出版者著作権管理機構 委託出版物〉

本書の無断複写は著作権法上での例外を除き禁じられています。複写される場合は、そのつど事前に、(社)出版者著作権管理機構（電話 03-3513-6969、FAX 03-3513-6979、e-mail: info@jcopy.or.jp）の許諾を得てください。

うつを克服するための行動活性化練習帳
認知行動療法の新しい技法

マイケル・E・アディス、クリストファー・R・マーテル［著］
大野裕、岡本泰昌［監訳］
うつの行動活性化療法研究会［訳］

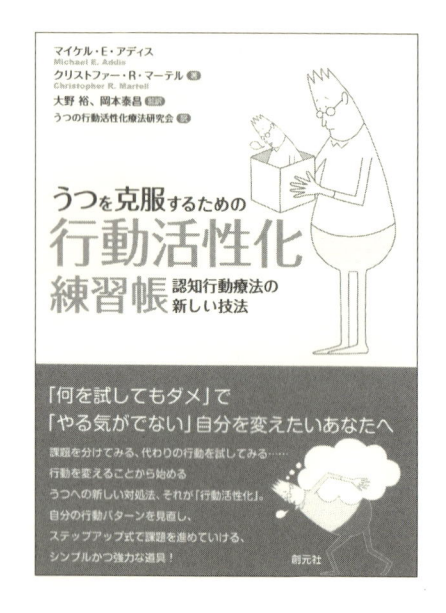

認知行動療法の新たな技法として注目されている「行動活性化」に自分で取り組むための書き込み式ワークブック。楽しみや達成感を感じられる行動を少しずつ増やしていけるように工夫された練習問題を数多く掲載。段階的に行動を変えることで、苦しいうつからの脱出をめざす。

A5判・176頁・定価（本体2,300円＋税）
ISBN978-4-422-11529-0